L'ART DE PRESCRIRE

DU MÊME AUTEUR.

Traité pratique des maladies du système nerveux. 2e édition, revue et considérablement augmentée. 1 fort volume in-8 avec 35 figures dans le texte, et 10 planches dont 6 en chromolithographie et photoglyptie. 1881. 25 fr.

Des localisations dans les maladies cérébrales. 3e édition. 1 vol. in-8 avec 8 figures dans le texte et 6 planches. 1880. 9 fr.

Étude clinique sur les affections chroniques des voies respiratoires d'origine paludéenne. In-4 de 132 pages. 1873. 3 fr. 50

De la déviation conjuguée de la tête et des yeux. Contribution à l'étude des localisations cérébrales. In-8 avec 2 planches. 1879. 1 fr. 50

GRASSET et AMBLARD. *Émétine et Atropine.* Action isolée et comparée de ces deux substances sur la fréquence des battements cardiaques chez la grenouille. In-8. 1881. 3 fr.

GRASSET. *Contribution clinique à l'étude des Aphasies. Cécité et surdité verbales.* In-8. 1884. 1 fr.

Id. *Des rapports de l'Hystérie avec la diathèse scrofuleuse et tuberculeuse.* In-8 de 80 pages, 1884. 2 fr. 50

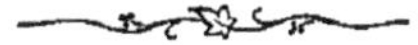

MONTPELLIER, TYPOGRAPHIE ET LITHOGRAPHIE BOEHM ET FILS.

L'ART
DE PRESCRIRE

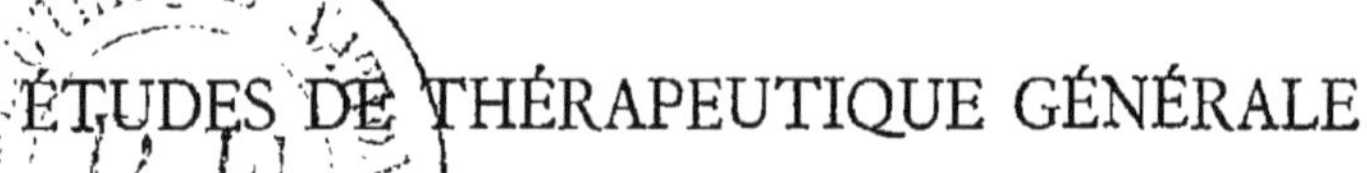

ÉTUDES DE THÉRAPEUTIQUE GÉNÉRALE

PAR

LE Dr J. GRASSET
Professeur de Thérapeutique et de Matière médicale à la Faculté de Médecine de Montpellier

TROISIÈME ÉDITION
REVUE ET CONSIDÉRABLEMENT AUGMENTÉE

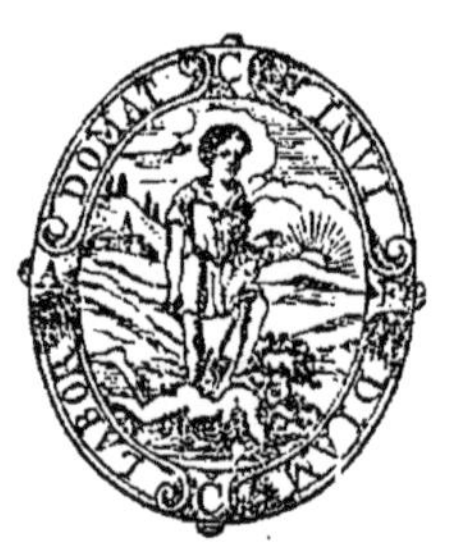

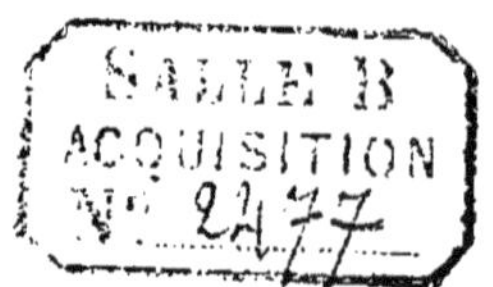

MONTPELLIER
CAMILLE COULET, LIBRAIRE-ÉDITEUR
Libraire de la Bibliothèque Universitaire
5, Grand'Rue, 5

PARIS
A. DELAHAYE & E. LECROSNIER, LIBRAIRES-EDITEURS
23, Place de l'École-de-Médecine
1885

*En réimprimant ces Leçons sur l'*Art de prescrire, *parues en 1882, j'ai fait quelques modifications et additions, particulièrement nécessitées par la récente publication du nouveau* Codex.

De plus, j'ai reproduit en tête de la brochure ma leçon d'ouverture du Cours de 1881, sur les Rapports de la Thérapeutique avec les autres branches des Sciences médicales, *et, à la fin, mes Préleçons du Cours de 1883, sur les* Diverses méthodes thérapeutiques, l'analyse clinique et les indications en Thérapeutique.

*Ainsi encadré et complété, l'*Art de prescrire *comprend toutes les études de thérapeutique générale auxquelles j'ai consacré les premières leçons de mes trois dernières années d'enseignement.*

J'ai néanmoins conservé le titre, car, au fond, ces

trois Mémoires se tiennent, se complètent mutuellement et ont pour but commun de présenter à l'élève et au praticien tout ce qu'il doit savoir pour bien étudier la thérapeutique, et surtout pour la bien appliquer dans ses prescriptions au lit du malade.

Une Table analytique des matières suffisamment détaillée et placée à la fin du volume, permettra de saisir facilement la série des questions étudiées et l'ordre dans lequel je les ai abordées.

Montpellier, 20 septembre 1884.

L'ART DE PRESCRIRE

I.

DES RAPPORTS DE LA THÉRAPEUTIQUE AVEC LES DIVERSES BRANCHES DES SCIENCES MÉDICALES[1].

Les circonstances particulières dans lesquelles je suis appelé à occuper la chaire de Thérapeutique m'empêchent de consacrer ma première leçon à l'éloge de mon prédécesseur.

On ne loue pas un vivant. La vérité dite sincèrement sur Fonssagrives pourrait paraître une flatterie.

Du reste, une Étude actuelle sur l'œuvre de notre éminent Collègue semblerait indiquer que

[1] Cette leçon, faite à l'ouverture du Cours de 1881, a été publiée dans le *Montpellier médical*, 1881, tom. XLVI, pag. 193.

nous considérons cette œuvre comme achevée. Or, nous espérons tous, le monde savant tout entier espère que l'activité scientifique de Fonssagrives, quoique déjà si admirablement féconde, continuera à se manifester, et qu'après avoir librement renoncé à propager ses idées par la parole, votre ancien Professeur les propagera toujours par la plume, cette plume si française et si élégante, qui sait si bien mettre les vérités les plus ardues de l'art et de la science à la portée de tous les esprits cultivés.

Quoique travaillant loin de nous, Fonssagrives n'en appartient pas moins à notre École. Son titre même de Professeur honoraire le fait toujours figurer parmi vos Maîtres. Nous en sommes fiers, et c'est un droit que nous revendiquons.

Je n'insiste donc pas sur l'histoire de cette vie si merveilleusement partagée entre l'Hygiène et la Thérapeutique, si complètement consacrée au bien de nos semblables par la diffusion d'inestimables conseils, soit pour prévenir, soit pour guérir la maladie.

Du reste, rien ne fait ressortir un homme comme le contraste, rien ne fait apprécier un bien comme la privation. La suite même de ces leçons, rapprochées nécessairement dans votre esprit du souvenir laissé par l'enseignement précédent, constituera donc un éloge permanent de Fonssagrives, en mettant tous les jours mieux en lumière toutes les qualités qu'avait et que n'a plus le Professeur de Thérapeutique.

C'est en effet, Messieurs, un enseignement difficile que celui de la Thérapeutique et de la Matière médicale.

C'est l'art de guérir, disent les uns; c'est tout au moins l'art de traiter les maladies, reprennent d'autres, plus modestes. Avec une définition ou avec l'autre, la thérapeutique est toujours la médecine elle-même. C'est l'art qui résume et applique toutes les diverses sciences médicales. C'est le couronnement de toutes vos études, c'est le but que vous poursuivez tous à travers les mille enseignements de nos Facultés contemporaines.

Par une voie ou par une autre, au laboratoire comme à la clinique, à l'amphithéâtre comme à la salle de cours, vous ne cherchez qu'une chose : apprendre, sinon à guérir, du moins à traiter le plus honnêtement possible les malades qui vous seront confiés ; c'est-à-dire que par toutes les routes vous aboutissez à la thérapeutique, qui est le but constant et commun de tous vos efforts.

Cette position éminente de la thérapeutique dans l'ensemble hiérarchisé des sciences médicales est un attrait pour vous et une difficulté pour moi.

C'est une difficulté pour moi, parce que, placée ainsi au sommet de toutes les sciences, la thérapeutique est obligée de s'appuyer sur toutes, et, par suite, celui qui est chargé de l'enseigner est obligé de les connaître toutes.

Le principal mérite du thérapeute doit être précisément de savoir nettement discerner dans quelle mesure il doit s'appuyer sur chacune de ces sciences, de quelle manière il doit les compléter ou les corriger l'une par l'autre, dans quel ordre il doit les hiérarchiser comme sources d'information, à laquelle il doit donner la préférence en cas de conflit.

Toutes les erreurs en thérapeutique (et Dieu sait s'il y en a eu !) viennent précisément de ce que ce partage des influences n'a pas été équitablement fait. La chimiatrie, le physiologisme, l'empirisme, ces différents pôles entre lesquels la thérapeutique oscille, sont toujours le résultat de l'envahissement exagéré de son domaine par une des sciences qui doivent simplement l'aider et l'étayer, et non la supplanter.

C'est donc une question capitale et fondamentale entre toutes, de déterminer exactement les *Rapports de la Thérapeutique avec les diverses branches des Sciences médicales*. Aussi est-ce là le sujet que nous avons choisi pour ce premier entretien et dans le développement duquel nous allons entrer, maintenant que nous vous en avons fait saisir toute l'importance.

Les sciences médicales peuvent se classer en trois groupes.

Le premier comprend la physique, la chimie et l'histoire naturelle; le deuxième, l'anatomie et la physiologie ou l'histoire de l'homme sain; le troisième, les pathologies et la clinique, ou l'histoire de l'homme malade.

Les rapports de la thérapeutique avec chacune de ces siences sont intimes; elle en reçoit beaucoup et elle leur donne beaucoup. Aujourd'hui, nous laissons volontairement de côté ce qu'elle leur donne pour étudier seulement ce qu'elle en reçoit.

Et d'abord, la physique, la chimie et l'histoire

naturelle, sciences dites accessoires, mais en réalité fondamentales dans l'édifice médical, constituent la base essentielle de la matière médicale ; c'est à elles que nous emprunterons l'histoire des divers agents thérapeutiques pris en eux-mêmes et en dehors de notre organisme.

C'est à la botanique que vous demanderez la caractéristique des mille plantes employées en médecine, depuis les strychnos et les quinquinas jusqu'au jaborandi et à la coca. C'est la zoologie qui vous apprendra les origines et l'histoire du castoréum ou du musc. Il n'est pas jusqu'à la géologie et à la minéralogie qui ne soient utiles pour comprendre la formation et la composition des eaux minérales, qui occupent une si large place dans la thérapeutique contemporaine.

A la physique revient la mission de vous éclairer sur les agents thérapeutiques qui, quoique inpondérables, n'en sont pas moins de puissants modificateurs de l'organisme humain : l'électricité, dont on se sert journellement au lit du malade, la chaleur et tous les autres éléments météorologiques qui interviennent dans la constitution des climats et des stations, la lumière et le son lui-même, que les récentes expériences de la Salpêtrière ont fait entrer dans la thérapeutique des maladies nerveuses.

Enfin, la chimie a une si grande part dans la matière médicale que certains auteurs récents en ont fait la base exclusive de leurs études thérapeutiques. C'est par elle que vous apprendrez à reconnaître, à doser et peser toutes les substances définies que le monde minéral et organique renferme à profusion.

Non seulement ces sciences vous feront connaître tous ces agents thérapeutiques en eux-mêmes, mais elles vous guideront aussi dans une certaine limite dans la manière de les administrer. C'est par elles, en effet, que vous saurez le degré de solubilité des substances, le milieu qui leur convient, et surtout, chose capitale et trop souvent négligée, le milieu qui ne leur convient pas, ce que l'on appelle les incompatibilités.

C'est ainsi que l'iode ne doit pas être mêlé à l'amidon, au tannin et aux substances qui en contiennent ; que les acides comme l'acide sulfurique ne peuvent pas être associés à des carbonates, à des sels de chaux ou de baryte, etc. La chimie seule vous fait prévoir ces réactions, qui peuvent absolument supprimer ou complètement modifier, renverser même l'effet thérapeutique que vous cherchez[1].

A ces renseignements, indispensables pour une bonne prescription des agents thérapeutiques, les sciences physico-chimiques en joignent d'autres non moins précieux sur les transformations que subissent les agents une fois introduits dans l'organisme et sur l'état qu'ils présentent au moment de leur élimination.

C'est ainsi, sans parler de la transformation discutée du chloral en chloroforme, que le mercure et ses sels se transforment en persels, que l'acide benzoïque et d'autres acides aromatiques donnent de l'acide hippurique.

Il est du rôle de la physico-chimie de suivre les modifications des agents thérapeutiques à travers nos tissus, et de nous permettre de les retrouver à la sortie, de connaître l'organe ou les organes par lesquels se fait l'élimination.

C'est ainsi que l'amidon sert à déceler l'iode dans les urines un temps très court après une injection iodée dans une séreuse, permettant par là

[1] On trouvera plus loin, dans l'*Art de prescrire* proprement dit, d'autres détails sur cette importante question des incompatibilités.

de démontrer à la fois l'organe éliminateur et la rapidité de cette élimination.

Or, ces données ne sont pas de simples curiosités scientifiques ; elles font partie essentielle de la thérapeutique et ont leurs applications pratiques immédiates.

La connaissance de l'organe éliminateur est capitale pour l'emploi thérapeutique d'une substance. Les indications et les contre-indications du chlorate de potasse et des acides aromatiques doivent être en grande partie basées sur ce fait, que le premier s'élimine par la muqueuse buccale et les seconds sortent de l'économie par l'appareil urinaire. L'élimination des balsamiques et des sulfureux par l'appareil respiratoire n'est-elle pas la principale cause de l'emploi si fréquent et si efficace de ces agents dans le traitement des voies aériennes ?

La durée du séjour que fait un médicament dans l'économie est un élément non moins important. Car de cette rapidité d'élimination dépend ce que l'on appelle l'accumulation des médicaments.

Je ne parle pas de cette accumulation dans les premières voies qui s'était réalisée par exemple chez ce vieil Anglais dont parle Gubler, dans le cœcum duquel on trouva un bézoard gros comme le poing, formé par la magnésie qu'il avait ingérée et qui n'avait pas été absorbée.

Je parle de l'accumulation dans l'intimité de l'organisme, dans nos tissus, de cette accumulation que la digitale et le plomb, par exemple, présentent si nettement, et qui fait partie intégrante de leur histoire thérapeutique.

La physique et la chimie expliquent et font prévoir ces accumulations en montrant la difficulté qu'ont ces substances à s'éliminer ou la lenteur avec laquelle elles s'éliminent par nos émonctoires naturels. Ces mêmes sciences indiquent aussi le remède à opposer aux intoxications qui résultent de ces accumulations: l'iodure de potassium les prévient ou les conjure, parce qu'il force ou facilite l'élimination, du plomb notamment, par les urines.

Voilà les services immenses que les sciences physico-chimiques rendent à la thérapeutique: elles nous éclairent sur l'histoire de l'agent médicamenteux pris en lui-même, hors de l'organisme, à travers l'organisme et à sa sortie de l'organisme.

La part faite ainsi à ces sciences me semble belle. Elle est grande par les résultats déjà obtenus; elle est grande aussi par les conquêtes qui restent à faire et qui ouvrent ainsi un vaste champ d'étude et d'expérience à tous les travailleurs.

On a cependant voulu agrandir encore la part des sciences physico-chimiques, et alors on est tombé dans une exagération contre laquelle je dois maintenant vous prévenir. On a voulu expliquer l'action thérapeutique elle-même, l'action médicamenteuse des substances employées par les phénomènes physico-chimiques ; on a voulu, en d'autres termes, tout réduire, en thérapeutique, à la mécanique, à la physique ou à la chimie.

Quoiqu'elle appartienne à notre siècle, cette erreur n'a pas été inventée par lui.

Sans parler des anciens, parmi lesquels la chimiatrie était représentée par certaines formes exagérées de l'humorisme, et l'iatro-mécanicisme par certaines écoles solidistes ; sans insister même sur Paracelse et Van Helmont, qui préparent l'invasion de la médecine par l'alchimie et la chimie, nous trouvons le XVIIe siècle partagé entre l'iatro-chimisme de Sylvius de le Boë et de Thomas Willis, et l'iatro-mécanicisme de Borelli et de Boerhaave.

C'est l'époque où, suivant les expressions de

Trousseau et Pidoux [1], « on pouvait, en vertu des doctrines mécaniques et chimiques régnantes, entasser les médicaments dans l'estomac comme dans un mortier ou dans un alambic ».

C'est l'époque où Sylvius de le Boë attribuait toutes les maladies à un excès d'acide. « Sa thérapeutique, dit M. Pécholier [2], découlait de ce principe et n'avait qu'une seule indication : gorger le corps d'alcalins afin de neutraliser ces terribles acides. Ces idées le guidèrent dans le traitement d'une épidémie de peste qui ravagea la Hollande. Il y laissa sa femme, sans compter beaucoup d'autres victimes. Mais comme, malgré tous ses efforts, tous les pestiférés ne moururent pas, il eut encore bon nombre de guérisons à rapporter aux alcalins, ce qui le consola. »

Cela ne rappelle-t-il pas l'histoire de ce pauvre calife qui, étant devenu hydropique, fut placé dans un four fortement chauffé, afin que, suivant les théories de son médecin, la chaleur fît vaporiser toute la sérosité épanchée dans son corps ; malheureusement le remède dépassa le but, et quand

[1] *Traité de Thérapeutique*, Introd., pag. VII.

[2] *Illusions et réalités de la Thérapeutique*, in *Montp. médic.*, 1861, tom. VII, pag. 208.

on retira du four le redoutable souverain, il était cuit [1].

Cette époque de Sylvius de le Boë est aussi celle de Thomas Villis, ce médecin dont le roi Charles II (qui l'aimait cependant beaucoup) disait : Il m'a enlevé plus de sujets que ne l'aurait fait une armée ennemie [2].

Pour lui, ce sont les fermentations qui sont accusées de tout en pathologie, et alors il préconise une thérapeutique que vous ne rapprocherez pas sans intérêt des dernières discussions académiques. « A ce moment, comme le dit M. Boyer[3], surveiller les fermentations de manière qu'elles s'accomplissent avec régularité, écarter, expulser, neutraliser les substances qui produisent les fermentations vicieuses, tel est l'art du thérapeutiste; il ressemble, ajoute notre savant Collègue, à celui du sommelier lorsqu'il surveille et dirige la fermentation du vin. »

N'y a-t-il pas là tout le programme de ces médications contemporaines qui, sous les noms d'an-

[1] Pécholier, *loc. cit.*, pag. 193, en note.

[2] *Ibid.*, pag. 208.

[3] Art. *Histoire de la Médecine*, in *Dict. encyclop.*, pag. 124.

tiseptique ou d'antizymotique, passionnent si vivement les esprits ?

Cet empiétement désordonné des sciences physico-chimiques sur le domaine de la thérapeutique est de tous les âges. Aujourd'hui il est peut-être moins à redouter en France que celui de la physiologie ; mais il existe cependant, et dans d'autres pays, comme l'Allemagne, il règne souverainement.

Cette exagération a pour conséquence immédiate de détruire complètement la thérapeutique.

Comme l'a très bien remarqué M. Hayem [1], « les plus récents Traités qui ont paru, tant en France qu'à l'étranger, ne sont que des ouvrages de matière médicale, ils consistent en un ensemble de monographies sur les divers médicaments ; que si vous y cherchez l'art de traiter les malades, vous serez surpris de constater qu'aucun d'eux ne se préoccupe de ce but, essentiellement pratique [2].

« L'emploi thérapeutique des médicaments y est

[1] *Leçon d'ouvert.*, in *Revue scientif.*, juillet 1880, pag. 125.

[2] M. Hayem ne veut évidemment pas parler ici du Traité de M. Fonssagrives, qui échappe complètement à cette critique.

même si souvent négligé que dans un de ces récents livres, écrit cependant pour les jeunes médecins (celui de Buchheim), on ne trouve guère qu'une quinzaine de lignes sur les usages d'un des médicaments les plus merveilleux, l'iodure de potassium. »

Un de ces Traités allemands qu'une traduction récente a plus facilement mis à votre portée (celui de Nothnagel et Rossbach) vous fait saisir bien nettement tous les dangers de ce point de vue chimique exclusif, envahissant tout, formant la base des classifications thérapeutiques et du mécanisme de leur action.

Ainsi, vous voyez rapprochés dans le même chapitre le bicarbonate de soude, le sulfate de soude, le nitrate de potasse et le chlorate de potasse; comme si l'identité de la base alcaline que tous ces sels contiennent les empêchait d'avoir les propriétés thérapeutiques les plus disparates. — Le nitrate d'argent, les sels de fer et le mercure sont aussi accumulés dans un autre chapitre; de même que l'alcool, le chloroforme et le nitrite d'amyle sont dans un autre, tandis que l'opium, la digitale et les cantharides forment des paragraphes du dixième chapitre.

Il est facile de montrer le vice fondamental de tous ces systèmes.

Le médicament a certainement une histoire physico-chimique, et nous avons montré quels étaient à ce point de vue les services que peuvent rendre au thérapeute les sciences naturelles. Mais quand on envisage, non plus l'histoire du médicament en lui-même, mais l'action de cet agent sur un être vivant, ce n'est plus de la physique et de la chimie : c'est de la vie. Et l'acte vital, le phénomène vital, est à part, distinct des phénomènes physico-chimiques.

Je me contente de vous rappeler cette doctrine, qui est celle de Montpellier, et que je vous ai développée autrefois [1] ; mais je tiens à vous montrer que nous ne sommes pas seuls à la soutenir, que tous les cliniciens ont protesté contre cette chimiatrie que les Allemands répandent en ce moment-ci avec tant d'acharnement.

Dans une brillante Introduction qu'il a mise précisément en tête du livre de Nothnagel et Rossbach, M. Bouchard [2], cherchant à pénétrer l'action

[1] Voy. le Discours prélimin. sur *la Vie et la Maladie*, en tête de mon *Traité prat. des Mal. du Syst. nerv.*

[2] Introduction au *Traité* de Nothnagel et Rossbach, pag. XX.

médicamenteuse en précisant l'essence de la maladie, écrit textuellement : « La maladie est donc la manière d'être et d'agir de l'organisme à l'occasion de l'application de la cause morbifique... Ce qui est essentiel dans la maladie, c'est donc un désordre vital. » Ne trouvez-vous pas franchement montpelliéraine cette phrase prononcée par le professeur de Pathologie générale de Paris ?

Déjà le même auteur s'était élevé contre la chimiatrie comme source d'indication quand il avait dit[1] : « Si la guérison de la pneumonie est marquée par la chute brusque de la température et par la réapparition des chlorures dans les urines, il ne lui vient pas à l'esprit (au médecin) d'administrer au septième jour le sel à l'intérieur ou de plonger le malade dans un bain froid ».

Nous avons déjà enregistré tout à l'heure la protestation de M. Hayem contre le système que nous combattons. Son prédécesseur dans la chaire de Thérapeutique de Paris s'était élevé aussi dans le même sens.

Après avoir divisé les agents médicamenteux en mécaniques, physiques et chimiques, Gubler mon-

[1] *Loc. cit.*, pag. XV.

tre ce qu'il y a de vital dans l'action de toutes ces substances.

« Ordinairement, dit-il[1], ce que vous obtenez, ce sont des effets d'ordre supérieur, organiques et vitaux ; et ces effets sont produits par des moyens mécaniques, physiques, aussi bien que par d'autres d'un ordre plus élevé !.... On peut dire que presque toujours les agents inférieurs mécaniques ou doués simplement de propriétés appartenant à la physique générale, provoquent en nous des phénomènes qui sont d'ordre très élevé, organiques proprement dits, et même des phénomènes d'ordre vital, puisque, par une action détournée, ils arrivent à rendre la nutrition ou la désassimilation plus active. En résumé, si nous envisageons ces effets presque communs à tous les agents, effets qui n'ont aucun rapport avec leur nature, nous voyons que les agents ne sont vraiment que l'occasion de la manifestation des phénomènes qui se passent dans nos organes, et qu'ils se comportent eu égard à ces appareils plus ou moins compliqués, tels que le système nerveux, à peu près comme le doigt qui éclanche un mécanisme. »

[1] *Cours de Thérapeutique*, pag. 31.

L'illustre prédécesseur de Gubler lui-même n'exprimait pas moins éloquemment la même pensée dans une page célèbre, qu'il termine ainsi [1]:

« Quand, arrivé dans les urines, le bicarbonate de soude les neutralise ou les alcalinise, agit-il comme médicament ? Non, car il n'agit pas par impression, et l'on produit le même effet en jetant de l'eau de Vichy dans le vase de nuit ; a-t-on guéri la gravelle urique par ce moyen ?.... Nous avons d'excellentes raisons de croire que la magnésie, le bicarbonate de soude, etc., ne calment pas tant le pyrosis chimiquement que par une action spéciale sur l'estomac. Ces raisons sont qu'on calme très bien ce symptôme pendant qu'il n'existe pas, c'est-à-dire qu'on le prévient assez facilement par de la magnésie ou quelque autre substance analogue ; que très souvent par ces mêmes moyens on ne le calme pas quand il existe ; et, en troisième lieu, qu'on le calme par beaucoup de choses qui ne sont point alcalines, qui sont même acides, qu'on le calme par la rhubarbe, l'aloès, la menthe, par une émotion agréable, etc.; enfin que cette action anti-acide des alcalins est sujette au

[1] Trousseau et Pidoux, *loc. cit.*, pag. XCII.

suétudisme et tombe sous la loi brownienne comme toutes les impressions, ce qui n'arrive pas aux réactions chimiques. Un acide neutralise toujours un alcali, celui-ci ne s'habitue jamais à l'action du premier... La maladie, étant vitale dans sa cause, doit l'être aussi dans son traitement; et on ne conçoit pas qu'il en puisse être autrement[1]. »

Je n'ai rien à ajouter à cette réfutation, déjà trop longue, des exagérations de la chimiatrie et de l'iatro-mécanicisme. Nous résumerons en quelques mots les conclusions auxquelles nous conduit cette première partie de notre étude.

Les agents thérapeutiques appartenant au monde minéral, végétal ou animal, les sciences physico-chimiques et naturelles nous rendent d'incomparables services pour étudier l'histoire de ces agents pris en eux-mêmes. Cette histoire est indispensable au thérapeute; elle éclaire sur le meilleur mode d'administration de ces médicaments, sur

[1] Voy. aussi les discours contre les chimiatres, prononcés par Trousseau à l'Académie de Médecine, notamment en 1859, à propos de l'action du perchlorure de fer. — Voy. dans le *Montpellier médical* de cette année-là les Chroniques de M. Pécholier et les articles de Lassalvy.

leurs transformations dans l'économie, sur leur élimination; de sorte que les sciences physico-chimiques nous permettent de suivre l'agent même à travers l'organisme, et de tracer toute son histoire avant, pendant et après son action thérapeutique.

Mais quand il s'agit d'étudier l'action même de ces agents sur l'homme vivant, de pénétrer ou seulement de déterminer l'action physiologique ou l'action thérapeutique, les sciences physico-chimiques s'arrêtent et ne peuvent plus rien indiquer. Dans leur domaine, tout est réglé, mathématique, fatal; en thérapeutique, au contraire, tout est contingent, personnel, vivant.

La médecine, dirons-nous encore avec Trousseau et Pidoux [1], « a ses principes que l'observation seule de l'homme vivant peut lui fournir; à la physique, à la chimie, elle ne demande que des secours [2] ».

[1] *Loc. cit.*, pag. XCIV.

[2] Cette opinion est même celle des chimistes les plus éminents. Voici en effet ce qu'écrivait M. Béchamp, avec la haute compétence qu'on lui connaît :

« En thérapeutique, il n'est donc pas permis, comme en chimie, de parler des sels en général, des propriétés géné-

Nous nous arrêtons sur cette conclusion, et nous passons à l'étude des rapports de la thérapeutique avec le second groupe des sciences médicales, constitué par l'anatomie et la physiologie.

Les services rendus à la thérapeutique par les sciences anatomo-physiologiques sont immenses; on peut même dire que leur importance s'accroît tous les jours.

C'est par ces sciences d'abord que vous acquerrez les données relatives à l'entrée et à la sortie des médicaments. Si la chimie vous enseigne l'art d'associer les substances pour qu'elles soient ab-

rales de telle ou telle série de composés. La thérapeutique est une science spéciale qui peut recevoir des lumières de la chimie, mais qui n'est pas du tout la chimie; cette science peut légitimement grouper ensemble des substances que le chimiste se garderait bien de réunir; en un mot, il n'y a pas de classification chimique des agents thérapeutiques. La méthode ne saurait être la même pour le thérapeutiste et pour le chimiste. La recherche des propriétés thérapeutiques des agents chimiques est du ressort du physiologiste et du médecin... » (*Montpellier médic.*, tom. VII, pag. 265.) Ces lignes ne semblent-elles pas écrites pour réfuter d'avance les idées fondamentales des derniers Traités allemands?

sorbables, l'anatomie et la physiologie vous indiquent les voies par lesquelles vous pouvez les faire pénétrer dans l'organisme.

Toute la question de l'absorption par la peau, qui est la clef de la balnéothérapie ; par l'intestin, qui est la condition de l'alimentation rectale ; par les voies respiratoires, qui est le fondement des inhalations, etc., appartient entièrement aux sciences anatomo-physiologiques ; c'est par elles que vous saurez si ces organes absorbent et quelles substances ils absorbent.

Ce sont là des notions capitales, que nous utiliserons tous les jours en thérapeutique.

C'est encore l'expérimentation physiologique qui, aidée des réactifs physico-chimiques, vous fera retrouver les agents médicamenteux à leur sortie de l'organisme et vous éclairera complètement sur cette grosse question de l'élimination.

Mais, quelle que soit l'importance de ces premiers services rendus à la thérapeutique par les sciences anatomo-physiologiques, ils sont encore dépassés par les connaissances que ces sciences nous procurent sur l'action même de l'agent médicamenteux à l'intérieur du corps : c'est par elles, en effet, que nous déterminons ce que, dans l'histoire de chaque médicament, nous appelons l'*action physiologique*.

On désigne ainsi, d'une manière générale, l'ensemble des effets produits par un agent médicamenteux sur un organisme sain.

Cette action ainsi définie peut être étudiée de deux manières : sur les animaux et sur l'homme bien portant. Sans doute, ce que l'on observe chez un animal n'est jamais applicable à l'homme que sous certaines réserves et sauf vérification ultérieure ; mais ce n'en est pas moins toujours une source de renseignements du premier ordre. Et l'expérimentation sur l'animal peut être variée d'un si grand nombre de manières, peut être faite dans des conditions de précision telles, que les documents fournis par cet ordre d'investigation sont, à bon droit, considérés aujourd'hui comme fondamentaux.

Laissez-moi vous dire en passant, sur ce sujet, que cette expérimentation avec les médicaments sur les animaux sains n'est pas de la thérapeutique expérimentale, comme on dit quelquefois. Pour faire véritablement de la thérapeutique expérimentale, il faut d'abord rendre les animaux malades, et puis essayer les médicaments sur eux. Mais tant qu'on agit sur l'animal sain, on ne fait que de la physiologie expérimentale. Seulement c'est une physiologie féconde en applications thérapeutiques.

Sur l'homme sain, on peut aussi étudier l'action physiologique des médicaments. Ici, les conclusions sont plus certaines ; on ne raisonne plus sur de simples analogies plus ou moins discutables. Mais aussi l'expérimentation est beaucoup plus limitée, on ne peut administrer que des doses inoffensives, et encore sur des sujets qui veulent bien s'y prêter.

Car les effets toxiques confinent aux effets physiologiques : ce n'est qu'une question de degré et de dose. On compare souvent les actions thérapeutiques aux actions toxiques ; en réalité, ce sont les actions physiologiques qu'il faut rapprocher des actions toxiques. Pour mieux dire, ces dernières appartiennent en propre au groupe des actions physiologiques : ce sont des effets produits par les agents médicamenteux sur l'organisme sain.

Il résulte même de ce fait que l'histoire clinique des empoisonnements est encore un moyen mis à notre disposition pour déterminer l'action physiologique des médicaments. La toxicologie appartient donc, dans une certaine limite, à la thérapeutique, ou du moins c'est une des sources où elle puise ses enseignements.

Un exemple très classique mettra bien en relief ces trois sources, où vous pouvez puiser la connaissance des effets physiologiques d'une substance.

Que peut-on faire pour vous démontrer l'action mydriatique de la belladone ? Trois choses bien simples : administrer de la belladone à un chien, mettre un peu d'atropine dans l'œil d'un sujet complaisant, ou vous décrire les symptômes de l'intoxication par la belladone. Dans les trois circonstances, vous trouverez la dilatation de la pupille : vous en conclurez que c'est là un effet physiologique de l'*Atropa belladona*.

Du reste, l'action physiologique d'un médicament peut aussi s'observer chez l'homme malade. Ainsi, la quinine peut faire tinter les oreilles d'un paludéen et le mercure peut faire saliver un syphilitique. Seulement vous distinguez toujours ces effets physiologiques des effets thérapeutiques en ce que les premiers sont communs à l'organisme sain et à l'organisme malade. C'est donc par l'observation sur l'homme ou sur l'animal sains, c'est-à-dire par les sciences anatomo-physiologiques, que vous déterminez les actions dites physiologiques.

La connaissance de ces actions est capitale en thérapeutique. Elle vous indique l'élection ou l'affinité spéciale qu'ont les divers agents médicamenteux pour certains organes ou certaines fonctions.

Cette détermination anatomo-physiologique des agents thérapeutiques est très remarquable et éclaire singulièrement leur histoire.

Ainsi, l'alcool agit sur le cerveau, le mercure sur les glandes salivaires, les cantharides sur l'appareil urinaire, le soufre sur la peau, la belladone et la fève de Calabar sur la pupille. On a même quelquefois pu pénétrer plus intimement dans cette action localisée et déterminer la partie d'organe, le tissu spécialement atteint par le médicament. C'est ainsi que pour Cl. Bernard, le curare agissait sur la plaque terminale des nerfs moteurs dans le muscle ; d'après Binz et d'autres, la quinine agit sur les leucocytes, etc.

Ces études délicates, sujettes à controverse et à revision, méritent de fixer fortement l'attention du thérapeute. Déjà elles guident le médecin légiste dans la recherche de certains poisons et le naturaliste dans la détermination des organes analogues dans la série animale.

Pour d'autres agents thérapeutiques, on trouve l'action localisée, non pas tant sur tel organe que sur telle fonction.

Ainsi, le jaborandi provoque des hypercrinies spécialement sudorale et salivaire, la strychnine agit sur le mouvement, le chloroforme sur la sensibilité, la digitale sur la circulation, etc. Tous ces agents modifient dans un sens ou dans un autre une fonction normale; d'autres font naître dans l'économie de vraies fonctions nouvelles, anormales; c'est ce que M. Fonssagrives appelle les nosopoiétiques.

Ainsi, l'ipéca ou l'émétique provoquent le vomissement, le sulfate de soude la diarrhée, l'ergot de seigle l'avortement, la belladone le délire. Quoique les fonctions ainsi créées soient anormales, ce n'en sont pas moins là des effets physiologiques, car ils se produisent chez l'individu sain.

Vous voyez combien le champ des actions physiologiques est vaste, et, par suite, quel rôle immense jouent les sciences anatomo-physiologiques dans la thérapeutique [1]. Il nous reste à toucher sur ce point une dernière question qui nous permettra de limiter ce rôle dans les bornes légitimes qu'il ne doit pas dépasser. Car, de même qu'il y a une chimiatrie qui est l'abus de la chimie en thérapeutique, il y a aussi un physiologisme qui est l'empiétement de la physiologie sur la thérapeutique.

Tout, en thérapeutique, est-il réductible à la physiologie ? L'action physiologique d'un médicament explique-t-elle tout ?

En d'autres termes, l'action thérapeutique dérive-t-elle de l'action physiologique ? Voilà cette question grave qu'il nous faut rapidement envisager maintenant.

1. La connaissance des actions physiologiques est encore capitale en thérapeutique à deux autres points de vue : elle prouve l'absorption des médicaments et peut être le point de départ d'importantes contre-indications. C'est ainsi que vous changerez la forme sous laquelle vous administrerez la quinine si, la fièvre persistant, vous ne constatez aucun phénomène du coté de l'oreille. C'est ainsi encore que les gingivites ou le mauvais état de la bouche peuvent, dans certains cas, contre-indiquer l'administration du mercure.

D'abord il faut préciser le sens du mot *action thérapeutique.* Il est évident que les actions physiologiques des médicaments peuvent être utilisées par le médecin dans un but thérapeutique. Ainsi, la diurèse produite par la scille ou la digitale, la sudation du jaborandi, le vomissement provoqué par l'émétique, peuvent être très utiles à certains malades et ont par suite, au sens strict du mot, un effet thérapeutique.

Mais le mot d'*action thérapeutique*, quand on l'oppose au mot *action physiologique*, a en général un sens différent; il veut dire action observée sur le seul homme malade, le second signifiant l'action observée sur l'homme sain. Le mot action thérapeutique veut donc dire plus proprement *action pathologique*, et alors la question indiquée plus haut se pose ainsi: *Toutes les actions d'un médicament sur l'homme malade dérivent-elles des actions de ce médicament sur l'homme sain?*

Voilà la question précisée, placée sur un terrain bien circonscrit, et à laquelle nous ne craignons pas de répondre *non*, quoique d'après beaucoup d'auteurs contemporains la thérapeutique scientifique doive répondre *oui*.

Pour justifier notre manière de voir, admettons

d'abord pour un moment, avec nos adversaires, que le médicament n'agit jamais que sur les organes ou les fonctions, à l'état pathologique et à l'état physiologique : même avec cette hypothèse (que nous verrons tout à l'heure n'être pas exacte), on ne peut pas souteuir que toutes les actions thérapeutiques dérivent des actions physiologiques.

Il y a des actions sur les organes malades, et il y a des actions sur les fonctions pathologiques qui sont indépendantes des actions sur les organes sains et sur les fonctions physiologiques.

Ainsi, un organe enflammé diffère nettement du même organe sain, et les divers antiphlogistiques exercent sur cet organe enflammé des actions qu'ils n'exercent en rien sur l'organe sain. Que pouvez-vous trouver dans l'action physiologique des sangsues sur le poumon qui rappelle l'action thérapeutique de ces mêmes agents dans la pneumonie, et dans l'action physiologique du vésicatoire sur la plèvre qui fasse prévoir son efficacité dans la pleurésie? D'autre part, où trouvez-vous dans les actions physiologiques du mercure ou de l'iode la source des puissants effets résolutifs que ces substances détermineront dans certains cas morbides ?

Le mercure produit de la salivation; mais le

jaborandi en produit bien plus, et, du reste, pour combattre les inflammations avec l'onguent mercuriel, il n'est pas nécessaire de provoquer de la salivation. Mais, ajoute-t-on, le mercure entraîne, quand son usage est continué, une anémie, une cachexie particulière, c'est-à-dire une dénutrition qui, transportée dans le domaine pathologique, devient la résolution. Mais est-ce que l'arsenic, le phosphore, le plomb, l'alcool, ne produisent pas aussi une anémie spéciale; la cachexie et la dénutrition ne sont-elles pas l'aboutissant commun de la plupart des intoxications chroniques ? Et cependant tous les poisons ne sont pas des résolutifs, comme le mercure.

Il y a donc des altérations d'organes que l'on trouve chez l'homme malade et que l'on ne trouve pas chez l'homme sain, et qui par suite mettent en jeu, dans les médicaments, des actions particulières, distinctes des actions physiologiques. De la même manière, il y a aussi, chez l'homme malade, des fonctions modifiées, des fonctions morbides, que les médicaments peuvent influencer autrement que par leur action physiologique.

Le spasme et la douleur, par exemple, n'existent pas dans l'état hygide. Quelle est l'action physiologique qui peut vous faire penser que l'assa fœtida est un antispasmodique et que l'opium calme la douleur ?

Prenez une à une toutes les actions de l'opium et de ses alcaloïdes sur l'homme sain : l'excitation circulatoire, l'alacrité d'esprit, l'accroissement de force que l'on observe à la première période, ne vous expliqueront pas l'action sur la douleur ; les phénomènes de dépression, la tendance au sommeil ou les vomissements des doses plus élevées ne vous font pas davantage prévoir que l'opium calmera une névralgie mieux qu'il ne fait cesser un tic.

Et, de fait, cela se comprend : comment l'étude de l'homme sain et des animaux bien portants pourrait-elle vous révéler l'action de l'opium sur la douleur, puisque la douleur n'existe pas à l'état physiologique ?

Vous le voyez donc : il y a, dans l'être malade, des choses nouvelles, altérations d'organes, modifications de fonctions, qui entraînent nécessairement des actions nouvelles ou différentes de la part des médicaments.

C'est là un fait qui, me semble-t-il, n'a pas été suffisamment mis en lumière : alors même qu'il serait interdit au médecin de combattre jamais l'affection elle-même ; alors même qu'il n'y aurait plus de spécifiques ; alors même que les médicaments ne s'adresseraient jamais qu'aux organes ou aux fonctions, même alors on ne pourrait pas dire que les actions sur l'homme dérivent et dépendent des actions sur l'homme sain ; il faudrait encore profondément distinguer les unes des autres.

Mais, du reste, cette concession que nous avons faite d'abord à nos adversaires pour faciliter leur défense, nous devons la retirer maintenant. C'est la grande erreur du physiologisme de ne jamais vouloir s'adresser qu'aux organes ou aux fonctions, c'est-à-dire aux lésions et aux symptômes, et de poser en principe qu'on ne peut jamais s'adresser à l'affection.

C'est là, Messieurs, un point capital sur lequel je me sépare de l'École thérapeutique contemporaine, et pour lequel je réclame un instant d'attention.

Vous comprenez facilement que s'il y a des médicaments qui combattent le fond morbide lui-même, si la quinine s'adresse à l'impaludisme, le mercure et l'iodure de potassium à la syphilis, c'en est fait du physiologisme. Ce sont là des effets thérapeutiques absolument distincts des actions physiologiques. Aussi tous les efforts de l'École que nous combattons se sont-ils concentrés sur ce point : démontrer qu'aucun médicament ne s'adresse à l'affection elle-même, pas même le sulfate de quinine.

« En réalité, dit Gubler[1], le sulfate de quinine ne fait que modifier momentanément l'économie, imprégnée du miasme palustre, de manière à réprimer la manifestation morbide sur le point d'éclater, et cette modification thérapeutique est obtenue par des actions physiologiques sur le système vaso-moteur, la calorification et la nutrition, actions dont l'intervention n'est guère moins efficace dans les cas étrangers à l'empoisonnement maremmatique. L'alcaloïde des quinquinas enraye toutes les fièvres qui ne sont pas entretenues par une cause d'irritation permanente ; il modère les paroxysmes des fièvres continues et abaisse la courbe thermique des phlegmasies fébriles, sans distinction de sièges ni de causes spécifiques ou vulgaires. Ce n'est donc point un spécifique de la périodicité, non plus que du miasme palustre. »

[1] *Journ. de Thérap.*, tom. II, pag. 7.

Parlant encore de l'action physiologique de la quinine sur la circulation, qu'elle déprime en galvanisant les vaso-moteurs, un élève de Gubler ajoute[1] : « Je demande s'il y a un médecin un peu au courant de l'action dynamique des médicaments qui ne trouve pas l'action généralisée du sulfate de quinine suffisante pour expliquer son pouvoir curatif dans les maladies à miasme tellurique ? Certainement non », ajoute-t-il. Eh bien ! M. d'Ornellas a eu tort d'affirmer qu'il n'y avait pas de médecin peu satisfait de cette explication. Quant à moi, je ne sais si je suis suffisamment au courant de l'action dynamique des médicaments, mais je ne puis absolument pas adopter sur ce point la théorie de Gubler.

Si l'action vaso-constrictive expliquait tout dans la quinine, pourquoi ne guérirait-on pas aussi bien la fièvre intermittente avec l'ergot de seigle ou le courant interrompu ? Au fond, toute la théorie de Gubler revient à assimiler le sulfate de quinine à un antipyrétique vulgaire, et à déduire toute son efficacité thérapeûtique de cette action physiologique sur la circulation et la calorification.

[1] *Journ. de Thérap.*, tom. VI, pag. 294.

Mais s'il en était ainsi, pourquoi la digitale et la vératrine ne guériraient-elles pas aussi bien la fièvre intermittente que la quinine? Eh bien ! je suis convaincu que malgré sa théorie, en face d'un vieux palustre menacé d'un accès pernicieux, Gubler, retrouvant son honnêteté de clinicien expérimenté, aurait mieux aimé donner le sulfate de quinine que faire administrer un bain froid ou faire électriser le grand sympathique[1].

D'autre part, si le sulfate de quinine ne s'adressait qu'à l'élément fièvre, il ne combattrait pas les manifestations apyrétiques de l'impaludisme. Or, nous le voyons tous les jours, dans nos pays, triompher beaucoup plus facilement d'une névralgie paludéenne apyrétique que d'une fièvre essentielle non maremmatique.

Je ne nie pas les propriétés antipyrétiques ordinaires de la quinine, mais je dis que tout n'est pas là. Il y a une action spéciale dans la quinine, et on

[1] Je dois dire cependant que ce dernier moyen a été essayé, et qu'on paraît avoir réussi un certain nombre de fois, probablement dans des cas où une simple perturbation suffisait à supprimer les accès. Voy. le travail de Fschulowsky (*Il Morgagni*, juillet 1878; anal. in *Journ. de Thérap.*, tom. VI, pag. 477).

ne peut pas expliquer une action spéciale par des propriétés banales. On arrive à de véritables et dangereuses erreurs cliniques en niant la spécialité de la quinine.

J'irai même plus loin, et j'avouerai que je ne vois pas dans l'avenir le jour où on pourra expliquer par l'action physiologique du quinquina les effets merveilleux de ce remède contre l'affection paludéenne.

« Supposons, disait Debove[1], que l'on constate dans le sang des sujets atteints de fièvre intermittente l'existence de ces organismes inférieurs dont nous nions actuellement la réalité; si nous prouvons que le sulfate de quinine, administré à dose médicamenteuse, tue ces parasites, nous aurons fondé la thérapeutique rationnelle de l'impaludisme. Nous aurons substitué à un empirisme qui s'impose encore aujourd'hui une thérapeutique physiologique. »

Une thérapeutique rationnelle, oui; une thérapeutique physiologique, non. De ce que vous comprendrez mieux l'essence de l'action thérapeutique de la quinine, cela ne voudra nullement dire

[1] Th. d'agrég. Paris, 1875, pag. 68.

que vous l'expliquez par l'action physiologique. Supposez réalisée l'hypothèse de Debove : même alors, l'action physiologique du quinquina ne rendra pas compte de son action thérapeutique. Car vous aurez beau administrer des masses de quinine à un homme sain, vous ne pourrez jamais tuer chez lui les germes de la fièvre paludéenne, puisque ces germes ne sont pas dans son organisme, par définition.

Pour que l'action de la quinine sur l'affection paludéenne reste une action spéciale, irréductible aux actions physiologiques, il n'est pas nécessaire qu'elle reste mystérieuse dans son essence et impénétrable dans son mécanisme. On peut l'expliquer, s'en rendre compte (et j'espère qu'un jour on y arrivera) ; mais établira-t-on jamais que cette action sur l'homme malade se déduit de l'action sur l'homme sain ? Je ne le crois pas.

En tout cas, actuellement la chose n'est pas douteuse : la quinine agit sur une *affection* [1] mor-

[1] De ce que nous admettons une action thérapeutique déterminée par la *nature* de l'affection, cela ne veut nullement dire que nous songions à considérer la maladie comme un être plus ou moins parasitaire, contre lequel le médicament engage un duel. Cet ontologisme est un moulin à vent

bide, et par suite a une action que rien ne fait prévoir quand on l'administre à un sujet sain. Or, remarquez le fait, alors même que cette substance serait seule de son espèce, elle suffirait à renver-

ridicule, contre lequel les physiologistes se battent bien inutilement.

Mieux que personne nous admettons que la maladie n'est qu'une manière d'être de l'organisme vivant. Dans tout être malade, c'est une modification de sa vie, de son activité vitale, qui constitue le fond de la maladie, qui est différent dans le cancer et dans la variole, et contre lequel nous avons des moyens de lutter : il y a des médicaments dont l'action sur l'être malade est déterminée, non pas tant par la nature anatomique de l'organe ou de la fonction lésés que par la nature nosologique de la maladie fondamentale.

Il ne faut donc pas confondre cette action thérapeutique sur l'affection avec l'action sur la cause. L'affection n'est pas la cause de la maladie, c'est la maladie elle-même ; le sulfate de quinine s'adresse à l'homme palustre, à l'homme modifié par le miasme palustre, beaucoup plutôt qu'à ce miasme lui-même. En m'occupant plus tard des médications antiseptiques, antizymotiques, je montrerai même que sur ce point je suis moins ontologique que les contemporains ; je n'admets pas le duel entre le globule sanguin et le vibrion, et je fais toujours jouer le principal rôle, dans la réaction thérapeutique comme dans la réaction pathologique, à l'être vivant lui-même, pris dans sa totalité et dans son indivisible unité.

ser le physiologisme, à empêcher l'empiétement des sciences anatomo-physiologiques sur le domaine réservé de la thérapeutique.

Mais ce n'est pas la seule. Le mercure et l'iodure de potassium agissent aussi sur la nature affectionnelle de la maladie, combattent la syphilis comme l'arsenic et les sulfureux agissent contre l'herpétisme, les iodés contre la scrofule, etc., etc.

Ici une explication est nécessaire pour prévenir une objection : Comment pouvez-vous, me dira-t-on, comparer l'efficacité de l'arsenic dans l'herpétisme à celle du quinquina dans l'impaludisme ? Je répondrai que c'est une erreur de croire qu'un médicament a besoin d'être héroïque pour être considéré comme s'adressant à une affection morbide.

De ce que la digitale échoue chez certains sujets, nierez-vous qu'elle n'agisse cependant plutôt sur la circulation que sur la digestion? De même, de ce que l'iode ne réussit pas chez tous les scrofuleux, il ne résulte pas que le médicament ait une action indifférente sur les altérations scrofuleuses et les lésions cancéreuses.

La clinique démontre que les agents cités plus haut, et d'autres, agissent tout spécialement sur les maladies qui ont la nature diathésique sus-mentionnée. Cela me suffit pour déclarer que ces substances n'agissent pas seulement sur les organes et les fonctions, mais aussi sur la modification fondamentale de l'organisme qui constitue l'affection diathésique ; et dès lors cela me suffit pour dire que c'est là une action thérapeutique indépendante des actions physiologiques.

Rien, dans l'action de l'iode sur l'homme sain, ne peut faire prévoir que ce médicament sera plus efficace chez le scrofuleux que chez le cancéreux. Comment voulez-vous que l'expérimentation sur l'homme sain fasse prévoir cette spécialité d'action, alors que chez l'homme sain vous n'avez ni scrofule ni cancer, toujours par définition ?

Vous voyez donc que la catégorie des antidiathésiques, des anti-affectionnels, doit être maintenue ; malgré les foudres lancées par Gubler contre les expressions surannées qui commencent par le préfixe *anti* ou se terminent par la syllabe *cides*, les antigoutteux, les antiscrofuleux, doivent être admis, aussi bien que les parasiticides.

De ce que ces remèdes ne sont pas toujours héroïques, il ne s'ensuit nullement qu'il faille les rayer. Que resterait-il en thérapeutique, je vous le demande, si l'on supprimait tous les agents qui ne sont pas infaillibles ? Il s'agit de savoir simplement si un médicament est utile.

Or, ici la réponse de la clinique est péremptoire. Il n'est nullement indifférent, en présence d'une lésion locale, de pénétrer la nature intime de cette altération et de la combattre ainsi dans ses sources et son point de départ. Les chirurgiens instruits voient tous les jours la nécessité d'associer un traitement interne spécial au traitement local quand ils ont affaire à un ulcère de nature diathésique; ce précepte de rechercher et de soigner la diathèse n'est-il pas devenu un dogme en dermatologie, même en dehors de Montpellier ? A quels déboires, pour ne pas dire à quels remords, ne s'exposera pas un médecin qui traitera toutes les adénites de la même manière, sans s'occuper de savoir si elles sont syphilitiques, strumeuses ou traumatiques.

On peut presque dire que la clef de toute la thérapeutique active et utile est dans la considération de l'affection, de l'état morbide fondamental. Et c'est ce côté que le physiologisme méconnaît complètement, puisqu'il pose en principe qu'aucun médicament ne peut s'adresser à cette affection, à cet état morbide fondamental. Que faire devant une sclérose? Le physiologiste répondra: Rien; le clinicien dira : Cela dépend; et de l'examen approfondi qu'il fera du malade, du diagnostic complet qu'il portera, jaillira souvent une indication féconde, qui permettra de guérir le malade en faisant résoudre le tissu conjonctif adulte le mieux constitué.

Le physiologisme, en thérapeutique, aboutit très facilement au scepticisme. C'est l'exagération de la physiologie dans l'art de guérir qui engendre ce triste spectacle, que M. Bouchard a si bien dépeint[1] : « Les élèves, apprenant les lésions et les signes de maladies, omettent de se renseigner sur le traitement; des médecins passent un temps considérable à démêler les symptômes et à poser le diagnostic, puis oublient de formuler le traitement ou accomplissent cette obligation importune par bienséance, à la hâte et à la légère, comme un vain cérémonial. Assurer le diagnostic, constater les lésions cadavériques, c'était le but de l'activité médicale; traiter n'était plus qu'une concession aux exigences et aux préjugés du public. »

[1] *Loc. cit.*, pag. XIX.

Je ne dis pas que tous les médecins physiologistes soient des sceptiques, mais je dis que les praticiens élevés à cette École aboutissent bien facilement au découragement et au doute. Car à tous les pas ils constatent l'insuffisance des indications anatomiques ou physiologiques, et, privés des indications capitales tirées de l'affection, ils ne trouvent rien d'utile à faire s'ils restent conséquents avec leur doctrine (ce qui heureusement n'arrive pas toujours).

Je m'inscris donc formellement contre le physiologisme qui nie l'action thérapeutique sur l'affection ; je me sépare complètement de Gubler quand il combat l'aphorisme : *Naturam morborum curationes ostendunt*. Je m'en sépare radicalement quand il écrit la phrase suivante [1] : « Les résultats du traitement nous font connaître la nature *anatomique* ou *organique* d'une affection, mais nullement sa *nature étiologique* ; ils nous disent si la lésion est simplement embryoplastique ou bien formée d'éléments adultes, si c'est une périostose ou une exostose confirmée ; mais c'est à tort qu'on

[1] *Journ. de Thérap.*, tom. II, pag. 10.

en voudrait déduire directement la notion de cause spécifique ou vulgaire, comme le prétendent la plupart des physiologistes contemporains. »

Eh bien ! Messieurs, malgré la haute autorité de Gubler, que personne n'admire plus que moi, je vous déclare que pour avoir ma façon de penser il faut prendre littéralement le contre-pied de la phrase que je viens de vous citer. Qui n'a vu une tumeur cancéreuse des plus embryonnaires résister au traitement qui faisait disparaître des productions syphilitiques d'un développement beaucoup plus avancé ? Le succès ou l'insuccès du traitement dans ces cas-là n'indiquent-ils pas plutôt la nature nosologique que la nature anatomique du mal ?

Donc, Messieurs, à cette question posée plus haut : Les actions thérapeutiques des médicaments, ou mieux, les actions des médicaments sur l'homme malade, peuvent-elles se déduire toutes de leurs actions physiologiques, c'est-à-dire des actions de ces mêmes substances sur l'homme sain ? Nous répondrons catégoriquement : Non.

Et cela, pour deux raisons : d'abord parce qu'il y a chez l'homme malade des états nouveaux, soit des organes, soit des fonctions, états nouveaux qui ne sont pas représentés à l'état physiologique et sur lesquels cependant agissent les médicaments : c'est là nécessairement un mode d'action distinct des actions physiologiques. En second lieu, les médicaments n'agissent pas seulement sur les organes et sur les fonctions. Leur mode d'action est aussi déterminé par la nature de l'affection productrice. Cette action spéciale sur l'affection est encore nécessairement et foncièremet distincte des actions physiologiques [1].

Vous voyez donc que pour les sciences anatomo-physiologiques, comme pour les sciences physico-chimiques, il faut reconnaître les services immenses qu'elles rendent à la thérapeutique ; mais il faut aussi se garder de l'abus et éviter de faire jouer à

[1] Une chose qui prouve bien encore l'indépendance des actions physiologiques et des actions thérapeutiques, c'est le défaut de parallélisme qu'on observe souvent entre ces deux modes d'action. Ainsi, j'ai vu l'onguent mercuriel, appliqué *largâ manu* sur une région enflammée, produire de la salivation chez la personne qui faisait les frictions, et ne produire que des effets thérapeutiques sans salivation chez le malade lui-même. Que de fois le sulfate de quinine guérit la fièvre intermittente sans produire le moindre phénomène physiologique, et que de fois, au contraire, il échoue en faisant fortement tinter les oreilles.

ces sciences un rôle prépondérant et absolu dans notre enseignement.

Ces considérations mêmes vous font prévoir ce qu'il nous reste à dire sur les rapports de la thérapeutique avec le troisième groupe des sciences médicales : les sciences pathologiques et cliniques.

C'est ici, c'est dans la science de l'homme malade, que la thérapeutique trouve son vrai couronnement ou, pour mieux dire, son véritable et solide fondement.

C'est la clinique qui vous fait véritablement connaître l'action thérapeutique des médicaments ; c'est elle qui vous fait connaître la marche des maladies, vous apprend s'il faut ou non intervenir, et dans quel sens il faut le faire ; c'est elle qui apprend l'art des indications à tirer de l'individu tout entier, de ses antécédents comme de ses lésions, de son hérédité comme de son tempérament. La clinique seule peut vous apprendre qu'il n'y a pas de remède pour chaque maladie, mais qu'il y a des médicaments pour chaque malade. Elle vous apprend que le malade est le grand acteur de sa guérison, soit spontanée, soit aidée ; que vos agents n'opèrent que sur lui et par lui ; que tout dépend de la manière dont il réalise la maladie et dont il répond à votre agent thérapeutique.

Un de vos Maîtres les plus éminents dit souvent qu'un médicament administré à un sujet est une question posée à l'économie. Rien de plus juste et de plus clinique; rien de moins chimique en même temps, car en physique et en chimie on n'interroge pas la nature, on lui donne des ordres formels; en réalisant les conditions d'un phénomène, il faut que ce phénomène se produise, et il se produit en effet [1].

C'est donc la clinique, Messieurs, qui est la base

[1] Nous saisissons cette occasion pour protester hautement contre une note ajoutée à notre adresse par notre ami le Dr Frantz Glénard à son dernier travail sur le traitement de la fièvre typhoïde (*Lyon médical*, 27 mais 1881). Nous n'avons jamais traité l'emploi des bains froids dans la fièvre typhoïde de *grossière erreur clinique;* c'est l'explication *physique* de cette action thérapeutique que nous n'admettons pas, pas plus que nous n'admettons l'explication *chimique* de l'action thérapeutique du fer et des alcalins (action thérapeutique que nous ne nions cependant pas en elle-même). Nous revenons trop nettement, dans la présente leçon, sur cette même idée, pour que nous soyons tenté de faire disparaître le passage incriminé, comme nous le conseille obligeamment notre excellent Confrère.

de la vraie thérapeutique. Les plus physiologistes le reconnaissent eux-mêmes. « La clinique, disait Cl. Bernard, doit sérieusement constituer la base de la médecine. L'objet des études du médecin est le malade, et c'est la clinique qui lui en donne la connaissance. »

On ne saurait mieux dire. Et si nous étions obligé d'ajouter un adjectif au mot thérapeutique pour vous préciser le genre et la nature de notre enseignement, nous dirions volontiers *thérapeutique* CLINIQUE.

Cette thérapeutique, ne vous y trompez pas, est tout aussi scientifique qu'une autre. Il ne faut pas la confondre avec cet empirisme ignorant qui se complaît dans son ignorance, ne fait rien pour la dissiper, et se contente d'accumuler des faits qu'il additionne pour édifier des statistiques.

Notre thérapeutique a l'expérience à sa base, mais l'expérience intelligente et progressive, expérience raisonnée, faite d'observation et d'expérimentation, avec toutes les rigueurs de la science la plus exigeante, mais aussi avec toutes les contingences de la science d'un être vivant.

Proclamant ainsi le rôle prééminent indiscutable de la clinique, notre thérapeutique n'oublie pas qu'elle a un besoin continuel des sciences physico-chimiques et des sciences anatomo-physiologiques pour l'aider à élucider ses problèmes dans la limite que nous avons essayé d'indiquer. Elle accepte et recherche toutes les sciences, mais elle les hiérarchise, mettant la physique et la chimie en bas, la physiologie au milieu, la clinique au sommet; ne se déclarant satisfaite que quand toutes ces sciences concordent pour compléter l'histoire d'un médicament, mais toute disposée, dans les cas de conflits (nécessairement temporaires), à toujours donner le pas à la science de l'être vivant sur la science de la matière brute et à l'observation de l'homme malade sur l'observation de l'homme sain.

Cherchant ainsi nos documents de tous les côtés, nous aurions besoin d'un grand outillage pour faire sous vos yeux une thérapeutique vraiment complète; il faudrait un laboratoire et un service: un laboratoire, pour vous montrer l'histoire chimique des médicaments et leur action physiologique sur les animaux; un service, pour vous montrer les effets vraiment thérapeutiques, l'histoire clinique des médicaments.

Le service, nous ne pouvons pas l'avoir; c'est une lacune que M. Hayem déplorait aussi en ouvrant son cours de Thérapeutique à Paris. Mais le laboratoire, j'espère que nous l'aurons[1]; nous commençons à l'avoir, et nous en utiliserons de notre mieux les faibles ressources pour vous faire comprendre et aimer la belle science que nous sommes chargé de vous enseigner.

C'est en effet une belle science que la Thérapeutique; c'est la plus consolante des sciences médicales, la plus utile au médecin honnête, comme le disait récemment M. Bouchard dans une phrase éloquente par laquelle je vous demande la permission de terminer cette leçon et d'inaugurer ce cours.

« Par le diagnostic, vous pouvez gagner l'estime de vos confrères; par le pronostic, vous pouvez conquérir la confiance des malades et parfois l'admiration du public; par la thérapeutique, vous arriverez à la satisfaction intérieure, qui est souvent l'unique rémunération d'un rude labeur, qui

[1] Cette espérance n'est pas encore réalisée à l'heure actuelle. Depuis quatre ans, nous réclamons constamment l'installation de ce laboratoire à la Faculté, et nous n'avons encore pu l'obtenir de l'Administration supérieure.

reste toujours la meilleure récompense d'une vie de sacrifice. Tout médecin peut contrôler votre diagnostic, tout le monde peut juger votre pronostic; seul, vous saurez parfois quelle part vous revient dans la guérison ou dans la mort; nul ne sera dans la confidence de vos remords ou de votre légitime orgueil. »

II.

L'ART DE PRESCRIRE [1].

Je crois bon l'usage de consacrer la première leçon du Cours de chaque année à l'étude synthétique d'un sujet général.

L'an dernier, nous avons exposé les *Rapports de la Thérapeutique avec les diverses branches des sciences médicales*[2].

Cette année, nous prendrons un sujet plus directement en rapport avec la pratique : *l'Art de prescrire.*

Seulement, comme la question est longue et mérite d'être traitée sérieusement, vous me permettrez de lui consacrer le temps nécessaire, c'est-à-dire trois leçons.

[1] Ces trois leçons, faites au début du Cours de 1882, ont été publiées dans le *Montpellier médical*, 1882, tom. XLIX, pag. 197.

[2] Voy. plus haut, pag. 7.

Il y a un ensemble de connaissances pratiques indispensable au médecin, que vous apprenez très incomplètement à l'hôpital.

Dans les services, vous entendez en effet souvent prescrire : julep kermétisé à 0,20 cent., ou lavement purgatif ; quart ou demi-quart pour le régime, etc.

Les exigences sont bien différentes dans la clientèle. Là, il faut formuler plus complètement pour le pharmacien ; il faut fixer le régime avec précision, donner des instructions pour l'administration des remèdes, etc.

L'élève sort trop souvent de l'École ignorant de l'art de prescrire. Dans ce cas, il n'a devant lui que deux ressources : le *formulaire* et les *spécialités*.

Certes le formulaire n'est pas une mauvaise chose en soi. Il y en a d'excellents[1].

Mais le formulaire donne la formule toute faite. Or, il faut que le médecin adapte le médicament, la dose, l'association, la forme, aux circonstances diverses du cas particulier.

Rien de plus dangereux que les mots « potion

[1] Je citerai ceux de Bouchardat, Jeannel, et spécialement celui de Fonssagrives, auquel j'ai fait de nombreux emprunts pour la rédaction de ces leçons.

anti-dysentérique » ou « anti-émétique », si vous prenez cette formule au pied de la lettre comme remède de tous les cas de dysenterie ou de vomissements.

De plus, si vous pouvez consulter le formulaire pour la rédaction d'une consultation, à tête reposée, dans votre cabinet, pour une maladie chronique, vous ne pouvez pas le traîner chez votre malade, l'ouvrir devant lui, transcrire la formule devant la famille. Alors vous êtes embarrassé ; et de deux choses l'une : Ou vous faites une prescription insignifiante pour pouvoir consulter le formulaire avant la visite du lendemain ; vous appellerez cela « gagner du temps » : au fond, c'est en perdre, et c'est souvent perdre un temps précieux pour certaines maladies, sans compter que, le lendemain, vous arriverez avec une formule patiemment élaborée pour remplir l'indication de la veille, et que cette indication aura peut-être disparu dans les vingt-quatre heures ou se sera fortement modifiée.

Ou bien (c'est le second terme du dilemme auquel en dernière analyse vous finirez le plus souvent par vous rallier) vous prescrirez des spécialités.

L'abondance, la profusion des spécialités est le vrai thermomètre qui mesure l'ignorance des médecins dans l'art de prescrire. S'il en est ainsi, les chiffres de ces dernières années prouvent des progrès bien inquiétants de cette ignorance.

Dans l'exposé des motifs d'un projet de loi présenté à l'Assemblée nationale en 1875, M. de Lorgeril estime à 130 millions de francs le chiffre de vente annuelle (en France) des spécialités pharmaceutiques et à plus de 20 millions le chiffre de l'exportation. Et ces chiffres sont infiniment au-dessous de la réalité.

Un document officiel suisse estimait récemment à 105 millions de francs l'exportation annuelle de la France en spécialités et montrait que, dans la seule Suisse, il était entré, en 1878, pour 1,500 à 1,800,000 fr. de ces médicaments tout préparés.

Lasègue a fait une curieuse histoire de la thérapeutique par les chiffres de vente des grands médicaments : les chiffres que nous venons de citer (et qu'on devrait même multiplier) pourraient faire une histoire non moins édifiante de la décadence de l'art de prescrire.

Certes toutes les spécialités ne sont pas à condamner, et nous étudierons plus loin le fond même de cette question. Mais l'abus, l'usage presque exclusif des spécialités, qui nous envahit, est extrêmement préjudiciable au malade, qui n'est plus traité suivant les indications les plus urgentes, mais d'après l'annonce ou la réclame la plus bruyante.

Cet abus ruine l'art du pharmacien, dont elle fait un épicier, un marchand, dont elle autorise par suite et encourage l'ignorance et dont elle méconnaît la science et les connaissances.

Cet abus finit par ruiner la médecine elle-même. Se voyant traité par son médecin suivant les règles des prospectus et de la quatrième page des journaux, le malade finit par se traiter tout seul suivant ces mêmes réclames qu'on trouve partout; le charron et le bijoutier se traitent mutuellement comme dans les réclames du sirop de Pagliano, et la cure du duc de Pluskow remplace auprès de bien des gens la prescription médicale.

Il y a donc là un grand danger que nous avons mission de dénoncer hautement et de conjurer, si c'est possible, en vous résumant les grandes lignes de l'ART DE PRESCRIRE.

Une première règle à poser, c'est qu'il ne faut pas se contenter de prescrire les médicaments. Il y a bien d'autres choses à formuler, à préciser.

Et d'abord, le *Régime.*

Je prends ici ce mot « régime », non dans le sens étroit deprescription alimentaire, mais dans le sens large, étymologique (*regere*) et traditionnel (diète des Grecs), que mon collègue Hamelin a adopté et développé dans son remarquable article du *Dictionnaire encyclopédique.*

Il comprend, comme le dit cet auteur, « la réglementation, non seulement du boire et du manger, mais aussi de tout ce qui a rapport à l'air, à l'exercice et au repos, au sommeil et à la veille, aux passions, aux vêtements, aux bains, aux substances qui doivent être évacuées ou conservées dans l'organisme, enfin tout ce qui concerne la direction à imprimer au fonctionnement du corps humain ».

Ce sont là des prescriptions de premier ordre. Que de jeunes médecins il faut rappeler sur l'escalier pour leur demander si l'on peut ou non faire manger le malade, ce qu'on doit lui donner, s'il peut sortir, si l'on peut faire son lit, etc. ! Ces négligences produisent un effet déplorable, légitimement déplorable. Que de grands praticieus au contraire doivent une notable partie de leur vogue au soin presque minutieux avec lequel ils prescrivent le détail.

Non seulement il faut songer à prescrire le régime, mais encore il faut le faire avec précision, en laissant le moins de latitude possible à l'entourage. Une prescription vague d'hygiène ne sera pas suivie ou le sera mal. Un malade ne sera bien soigné que si vous réglez vous-même toute sa journée, heure par heure. Le malade n'obéira que s'il a confiance, et il n'aura confiance que si vous êtes catégorique et précis.

Pour cela, il faut que vous soyez vous-même pénétré de l'importance de l'hygiène thérapeutique : capitale dans les maladies chroniques, pour lesquelles elle constitue déjà un modificateur puissant, elle est aussi capitale dans les maladies aiguës, spécialement dans ce groupe (aujourd'hui considérable) pour lequel on pratique l'expectation. Cette dernière méthode thérapeutique est excellente dans certains cas, à la condition expresse que vous surveilliez de près et que vous prescriviez le régime approprié.

La prescription du régime doit être toujours

votre première préoccupation, parce que souvent vous ne donnerez pas de médicament, tandis que toujours vous devrez prescrire le régime.

Vous devez donc, à ce point de vue, régler d'abord le nombre, les heures, la quantité et la nature des repas[1] (si vous ne spécifiez pas toujours l'aliment, du moins vous devez limiter le choix de la famille), la boisson au repas et en dehors du repas (tisane). — Vous devez ensuite régler, suivant les indications et les digestions, les heures d'administration des remèdes ; il faut préciser si le malade doit ou non être éveillé pour prendre un aliment ou une potion (ce qui varie suivant les cas, le looch blanc n'étant pas à ce point de vue sur le même pied que le sulfate de quinine et le sommeil par faiblesse devant être distingué du sommeil réparateur).

Si le malade garde le lit, il faut dire si on peut le changer, faire son lit, à quelle heure on peut le faire (ceci dépend des digestions, de la température extérieure, etc.) ; il faut même régler certains détails de literie (coussins à air, alèzes sous le

[1] Voy., pour les détails de l'application, l'*Hygiène alimentaire* de Fonssagrives.

siège, tête plus ou moins relevée, cerceau pour éviter le poids des couvertures, décubitus).

Le soin et la police de la chambre du malade vous incombent aussi : aération, courants d'air; présence de trop de monde, visites, conversations; accès de gens pouvant impressionner le malade par leur attitude ou leurs paroles, etc.; tout cela vous regarde et ne regarde que vous.

Si le malade se lève, il faut dire à quelle heure et préciser le temps qu'il devra rester hors de son lit.

Il faut dire s'il peut sortir, limiter (s'il y a lieu) les heures de promenade, souvent en préciser le but: tout cela paraît de la minutie; vous verrez, dans la pratique, que c'est capital.

C'est vous qui devez régler, surtout dans les maladies chroniques, le genre de vie du sujet, les limites dans lesquelles il peut satisfaire aux exigences professionnelles, sociales ou de famille, l'exercice, le repos, le sommeil, la veille. Que de maladies vous traiterez inutilement si, à côté du médicament prescrit, vous ne défendez pas les veilles prolongées, les excès de travail ou d'autre chose qui les ont produites !

Ce sont là de simples exemples, uniquement

pour vous donner une idée de la complexité et de l'importance de la question[1].

Si la maladie est chronique, c'est avec le malade et la famille que vous devrez vous entendre; si la maladie est aiguë, c'est surtout avec la garde-malade[2].

Un médecin, en effet, ne doit pas quitter le chevet du lit de son client sans s'être assuré de la valeur de la garde-malade, sans lui avoir précisé (au besoin par écrit) tous les détails de sa mission et sans s'être assuré, par des interrogations répétées, que la garde-malade a compris.

Vous connaîtrez plus tard que beaucoup de vos succès et de vos insuccès ont dépendu des gardes-malades, de la manière dont vous les avez stylées, et, par suite, du soin avec lequel vous avez prescrit le régime.

Cela dit sur le régime, il y a des agents thérapeutiques que vous devez savoir prescrire, en de-

[1] Voy., pour les détails, l'article *Régime* (déjà cité) de M. Hamelin dans le *Dictionnaire encyclopédique*.

[2] Je dis toujours *la* garde-malade, parce que c'est là pour moi une fonction éminemment féminine.

hors des médicaments proprement dits (par lesquels nous finirons).

Telle est l'*hydrothérapie*.

La popularité actuelle extrême de ce grand moyen a eu pour conséquence désastreuse de la faire considérer par beaucoup comme un moyen banal et inoffensif. Chacun va se faire administrer une douche quand il en a envie.

Cela n'est pas sans danger. L'hydrothérapie est une arme trop puissante dans certains cas pour ne pas être dangereuse dans d'autres. Un cardiaque peut rester sous une douche. Quelque jour, quand il y aura eu des accidents, on arrivera à réglementer tout cela; on exigera que le doucheur demande une prescription médicale ou au moins une autorisation médicale. Ce serait légitime.

Donc, c'est le médecin qui doit prescrire l'hydrothérapie; mais aussi et surtout il doit dire quelle hydrothérapie il prescrit.

Il y a des différences énormes, dans certains cas, entre un bain chaud, tiède ou froid, une douche à diverses températures, en jet, en pluie, sur le dos, sur la tête ou sur le ventre. Vous verrez souvent des malades chez lesquels l'hydrothérapie a échoué, la discréditer uniquement parce qu'on leur a conseillé l'hydrothérapie en l'air, vaguement, et qu'ils ont employé de mauvais procédés.

Il y a aussi de grandes différences entre l'hydrothérapie chez soi et l'hydrothérapie dans les établissements spéciaux. Si, pour des traitements très prolongés et ne nécessitant pas de trop grandes précautions, l'hydrothérapie à domicile suffit souvent, dans bien d'autres cas aussi il faut l'établissement, la discipline rigoureuse, l'expérience consommée des doucheurs, le changement de lieu, la séparation de la famille et du milieu habituel. Que de grandes hystériques qui ont vainement essayé de se faire laver et arroser chez elles, et qui ne guérissent que dans les établissements spéciaux[1] ! Gardez-vous donc de jamais prescrire « hydrothérapie » tout court. C'est comme si vous disiez : Prenez de l'opium ou de l'arsenic, sans rien ajouter de plus.

Pour la rédaction d'une prescription régulière

[1] Il manque bien, en France, des maisons pour le traitement des grandes névroses. Il faudrait, pour les névrosiques non aliénés, des asiles parfaitement installés pour l'hydrothérapie, l'électro-thérapie, etc., où les épileptiques, les grands hystériques puissent recevoir les soins nécessités par leur état.

d'hydrothérapie, il faut distinguer trois cas : suivant que le malade devra faire l'hydrothérapie chez lui, dans un établissement sans médecin ou dans un établissement avec médecin.

Dans le premier cas, il faut une précision extrême dans la prescription. S'il s'agit d'un simple bain, dites-en la température, indiquez (s'il y a lieu) la nécessité de maintenir cette température fixe, précisez la durée, les précautions à la sortie. Cela est tellement important que dans la fièvre typhoïde, par exemple, vous ferez bien de donner vous-même au moins les premiers bains.

De même expliquez bien les lotions froides, le drap mouillé, l'affusion (avec le seau, l'arrosoir ou la grosse éponge) ; quand vous ordonnerez l'un de ces procédés hydrothérapiques, dites si le malade doit se mettre au lit après, ou faire sa réaction activement, etc.

Dans le second cas, si vous envoyez le malade dans un établissement, comme ceux d'ici, sans médecin, vous devez moins de détails. Cependant il faut toujours donner une ordonnance écrite, indiquer la nature de la douche, sa durée, sa température. Il faut que le doucheur exécute ponctuellement vos ordres, et il le fera s'ils sont précis.

Enfin, si votre malade va dans un établissement auquel est attaché un médecin spécial (Lafoux, Saint-Didier, Brioude, etc.), vous ne devez plus prescrire de la même manière. Il vaut mieux munir le malade d'une lettre pour le médecin, dans laquelle vous donnez votre diagnostic, les indications de l'hydrothérapie, voire même ce que vous pensez devoir être le mieux comme application hydrothérapique, mais en laissant toujours (pour le détail) l'entière liberté de direction au médecin qui est sur place.

La *gymnastique* doit être, comme l'hydrothérapie, prescrite avec précision. Que de cas où vous aggraverez l'état du sujet, si l'on exerce les muscles qu'il ne faut pas mettre en mouvement!

Par une analyse sévère du cas actuel, vous devez toujours déterminer les muscles ou groupes de muscles qu'il faut spécialement faire travailler, ainsi que l'étendue et la durée du travail.

Tout cela regarde le médecin, s'impose à lui.

Des mouvements diamétralement opposés pourront convenir contre la même déformation dans deux cas différents, suivant qu'elle sera due à une contracture ou à une paralysie. Or, le diagnostic pathogénique est inaccessible à tous les directeurs de gymnase.

Après l'hydrothérapie et la gymnastique viennent les *eaux minérales*. Comment devez-vous prescrire les eaux minérales?

D'abord il y a des circonstances qui doivent influer sur la prescription de ces puissants modificateurs.

Il faut les éviter chez les pauvres ou chez les gens peu aisés, sauf pour les stations (malheureusement trop rares encore) où, comme à Balaruc, (et bientôt à Lamalou) il y a un hôpital ouvert aux indigents. Les eaux minérales sont encore un médicament aristocratique, un remède pour les riches.

D'autre part, il ne faut pas les prescrire par cela seul que votre malade est riche et peut se les payer, ou mieux, désire se les payer. Mon éminent et regretté Collègue, M. Bouisson, vous a fait une leçon d'ouverture sur les opérations de complaisance; on pourrait en faire une sur les prescriptions de complaisance. Gardez-vous des unes comme des autres.

Il faut démontrer au malade, par votre attitude

même, que les eaux minérales ne sont pas un moyen anodin que l'on doive employer par pur plaisir. Il faut que vos malades n'aillent aux eaux que par prescription médicale, et, une fois qu'ils y sont, il faut qu'ils suivent une direction médicale pendant le traitement.

Ce sont là des principes qu'il faut bien inculquer dans l'esprit de vos clients, afin qu'ils n'aillent pas au hasard à la station la plus divertissante et qu'ils n'y prennent pas l'eau en excès ou à contre-sens, sous prétexte de mieux profiter l'argent dépensé.

Cela dit, il faut préciser votre prescription. Ne dites jamais : Allez aux eaux sulfureuses ou aux eaux alcalines; fixez la station : il n'y en a peut-être pas deux absolument synonymes.

Si c'est pour l'usage à domicile d'une eau transportable, il faut même fixer la source. Vichy ou Vals ne suffit pas. Il faut dire « Grande Grille » ou « Hôpital », « n° 5 » ou « n° 7 ». Fixez ensuite, par le menu, le détail de l'administration : dose, heure, etc., comme pour un médicament pharmaceutique.

Si le malade se rend à la station elle-même, la conduite sera différente, comme nous l'avons dit pour l'hydrothérapie. Alors ne prescrivez pas le détail du traitement ; prescrivez au malade de voir un médecin sur place, et donnez pour lui une lettre précisant votre manière de voir sur le diagnostic et les indications.

Priez le médecin de donner à son tour au malade une lettre indiquant, à la fin de la saison, le traitement suivi et les effets immédiats. Et, s'il vous en prie, continuez à le tenir au courant des effets ultérieurs de la médication.

C'est là un échange de sentiments de bonne confraternité qu'on ne saurait trop recommander.

La prescription d'un *climat* ressemble à la prescription d'une eau minérale.

C'est vous qui devez le fixer, sans vous baser uniquement sur les convenances sociales. Ne vous contentez pas de dire qu'il faut un climat chaud ou un climat frais : Pau et Menton diffèrent à bien des points de vue et les diverses régions de la Suisse également.

Prescrivez même l'époque du départ, en vous préoccupant dans certains cas de ménager les transitions, spécialement quand vous faites succéder les stations d'altitude et de température très différentes.

Quelquefois même vous devrez donner des conseils sur le choix de l'habitation dans la station désignée : son emplacement plus ou moins loin de la mer, en plaine ou sur la hauteur, etc.

Si votre client est assez peu malade pour se passer de médecin sur place, précisez-lui, outre son traitement, son régime tout entier (heures de sortie, durée des promenades, vêtements, etc.). Si au contraire il est plus malade, dites-lui de voir le médecin et agissez vis-à-vis de lui comme pour les eaux minérales.

L'*électricité* est encore un moyen que trop souvent on ne veut pas ou on ne sait pas formuler.

Et cependant on peut obtenir les effets les plus opposés, de sédation ou d'excitation, de nutrition ou de dénutrition, de résolution ou de reconstitution, suivant les procédés employés.

Les électricités statique, faradique, galvanique, sont distinctes. Dans chacune d'elles il y a encore des variétés.

Ainsi, pour l'électricité statique, on doit distinguer l'étincelle, l'excitateur de bois ou de métal, le simple bain de tabouret. Pour l'électricité galvanique, il y a le courant ascendant et le courant descendant, l'application de l'un ou l'autre pôle. Pour l'électricité faradique, on peut choisir le pinceau sec ou l'électrode mouillé, des électrodes de surface variée, etc.

Il faut donc préciser l'espèce d'électricité à employer. Puis il faut dire le nombre d'éléments et (plus exactement) la déviation galvanométrique en milliwebers ou milliampères, ce qui permet bien mieux d'avoir des intensités de courant physiologiquement comparables, en tenant compte non seulement de la force électro-motrice des piles employées, mais aussi de la résistance des tissus à la conduction électrique[1].

Précisez également le lieu d'application des pôles, la méthode unipolaire ou bipolaire, la durée des séances, l'intervalle auquel il faut les faire.

Il faut prescrire exactement tout cela si vous faites faire l'application électrique par quelqu'un. Encore ne la confiez qu'à une personne intelligente et bien stylée. Il y a beaucoup trop de tendance à livrer ce traitement aux familles, qui com-

[1] Notre excellent élève et ami Estorc a fait sur ce sujet un travail important que la Faculté vient de récompenser du prix Fontaine, et qui montre bien l'utilité des précisions que j'indique ici.

promettent l'électro-thérapie avec de petits appareils sans valeur scientifique, appliqués sans discernement médical.

Il vaut mieux que vous fassiez l'électrisation vous-même, si vous le pouvez ; et alors vous tiendrez compte de tout ce que nous venons de dire.

Enfin il vaut encore mieux, quand on a la bonne fortune d'avoir, comme à Montpellier, un Institut électro-thérapique, adresser votre client au spécialiste qui le dirige. Dans ce cas, vous n'avez plus besoin d'autant de précision ; vous agirez comme avec les médecins d'hydrothérapie et d'eaux minérales.

Il y a encore toute une série de *procédés thérapeutiques* que vous devez prescrire avec précision.

Je ne parle pas des petites opérations que vous faites vous-même ou que vous faites faire par un aide exercé auquel vous donnerez toujours des instructions : application de cautère, de séton, saignée, chloroformisation ou lavage de l'estomac. Mais il y a une foule de moyens journaliers que vous serez tenté de prescrire d'un mot, comme à l'hôpital, ce qui est tout à fait insuffisant dans la clientèle civile.

Ainsi, à l'hôpital vous prescrirez dix sangsues en tel point; mais dans la pratique il faut s'assurer que la garde-malade sait placer des sangsues, au besoin le lui apprendre ; bien préciser le siège ; dire si l'écoulement sanguin doit être prolongé ou arrêté; indiquer les moyens à employer dans les deux cas; puis donner les préceptes spéciaux à chaque siège particulier, comme l'anus, les malléoles, etc.

Il en est de même encore pour l'emploi des ventouses (divers procédés usuels), des vésicatoires (dimension, durée d'application, camphre, papier huilé, mode de pansement, traitement prophylactique et curatif des accidents urinaires), des sinapismes (eau froide, moutarde ou Rigollot), des cataplasmes (Hamilton, farine de lin, deux linges ; mode de renouvellement), des lavements (simples, médicamenteux, précédés ou non de lavements simples, quantité de véhicule), des gargarismes (conseils pratiques, avantages et inconvénients, suivant les cas, des contractions actives du glouglou), des frictions, onctions, fomentations, injections vaginales ou autres, injections hypodermiques.

Pour ce dernier procédé, il y a une malheureuse tendance à livrer trop souvent aux malades et à leur entourage immédiat le droit de pratiquer ces injections : c'est la principale cause du morphinisme, qui, surtout en Allemagne, mais aussi en France, menace de devenir une véritable plaie sociale. Gardez-vous de cet excès ; mais, si vous ne pouvez l'éviter, ne le faites qu'en donnant des instructions extrêmement précises au sujet, sur le manuel opératoire, le siège, la dose, les heures, l'intervalle entre les injections successives, etc.

Ces exemples suffisent à montrer que rien n'est indifférent dans le détail de prescription des procédés thérapeutiques les plus élémentaires.

Arrivons maintenant aux *médicaments* proprement dits, qui font habituellement, mais à tort, l'unique objet des conseils relatifs à l'art de formuler.

Fonssagrives définit le médicament : « tout agent qui, appliqué directement à nos organes ou leur arrivant par le détour circulatoire, suscite dans l'économie malade des changements dont elle peut profiter».

Les substances médicamenteuses sont préparées, les unes dans la maison même du malade, la plupart chez le pharmacien.

Dans le premier cas, vous devez donner des

indications précises sur la manière de faire, soit une macération, soit une décoction, soit une infusion ; il ne faut pas vous contenter de dire : tisane de lichen ou d'écorce d'orange amère. Cela complète les instructions que le médecin doit donner à la garde-malade, et dont nous avons déjà parlé à propos du régime.

Ici se présente la question des rapports du médecin avec le pharmacien.

Le médecin et le pharmacien sont des collaborateurs qui se doivent aide et estime réciproques. Il y avait autrefois un très bon usage, malheureusement perdu aujourd'hui : les étudiants en médecine ou les jeunes docteurs travaillaient un certain temps dans une officine, y revenaient ensuite souvent pour y causer. On voit ainsi les médicaments, on les manie ; on évite ainsi bien des erreurs dans l'association, erreurs que quelquefois le pharmacien relève : c'est en effet le devoir strict de celui-ci de signaler au médecin ce qui est ou lui paraît une erreur ; même pour des doses élevées, il est bon qu'avant d'exécuter l'ordonnance il envoie chez le médecin faire confirmer la première prescription.

Souvent le médecin doit aller s'entendre avec le pharmacien quand il médite une association particulière, un mode de solution peu familier. Une conversation vaut mieux qu'une ordonnance et aplanit toujours les difficultés.

Comme l'a dit Fonssagrives, « une bonne pharmacie est une condition nécessaire de toute médecine fructueuse ». Le médecin peut donc signaler à ses clients un pharmacien qu'il sait honnête et consciencieux. Mais c'est là un droit dont il ne faut user qu'avec grande prudence et modération. Si les garanties désirables se trouvent (comme c'est la règle) chez plusieurs pharmaciens, laissez votre malade libre.

Il faut en effet flétrir énergiquement toutes les associations commerciales entre le médecin et le pharmacien[1], ou seulement tout ce qui y ressemble. Il faut que le médecin soit sur ce point à l'abri même du soupçon et ne donne aucune prise au malade, qui, comme dit encore Fonssagrives, « se venge habituellement sur le médecin des sévices de la maladie et le juge avec peu de charité ».

[1] M. Lereboullet a explicitement dénoncé et énergiquement flétri les formes les plus criantes de ces associations illicites. (*Gaz. hebdom.*, 1879, pag. 565.)

Cela dit sur les rapports du médecin avec l'officine d'où sortent les médicaments, ceux-ci se divisent en trois catégories : médicaments *officinaux*, *magistraux*, et *industriels* (Fonssagrives) ou spécialités pharmaceutiques.

Les substances qui formeront les médicaments sont tirées, soit du règne végétal ou animal, soit du règne minéral. L'herboriste, l'industriel ou le chimiste les remettent par l'intermédiaire du droguiste ou directement au pharmacien, et celui-ci constitue les formules ou médicaments complexes, que nous divisons en officinaux, magistraux et industriels.

Les premiers sont ceux qui, susceptibles d'une certaine conservation, se trouvent tout préparés dans les officines ou les pharmacies, et sont employés tels quels, sans autre intervention du praticien que la fixation de la dose. Tels sont les extraits, sels, conserves, mellites, vins, pastilles.

Ces formules officinales (afin de ne pas varier) sont officiellement fixées dans chaque pays par une Pharmacopée ou Codex. En France, il y a eu les Pharmacopées de 1748 et de 1835 ; le dernier Codex, encore en vigueur, est de 1866. La nécessité s'impose de le modifier souvent ; actuellement, une Commission est nommée pour le mettre au courant et en faire une nouvelle édition. Il serait même bon qu'il y eût, comme le propose Fonssagrives, une Commission permanente du Codex qui le tînt au niveau des progrès incessants de la matière médicale et de la thérapeutique.

Un fait bien désirable aussi serait qu'une entente internationale fixât une Pharmacopée universelle, tandis qu'aujourd'hui il faut faire une étude distincte des formules et de la posologie de chaque pays.

Quoi qu'il en soit, le Codex, tel qu'il est, s'impose au pharmacien et au médecin comme règle pour la préparation des médicaments officinaux.

Depuis que ces lignes ont été écrites, le nouveau Codex a paru et est devenu (par décret du 13 février 1884) obligatoire pour les pharmaciens à partir du 15 mars 1884.

Il serait très utile que tous les médecins aient chez eux cette Pharmacopée officielle et la consultent plus souvent.

Dans les notions préliminaires du début, on trouve des tableaux précieux sur la comparaison des poids médicinaux étrangers avec les poids français, les mesures de capacité, le poids des gouttes des divers médicaments liquides, les corrections pour les densités, la solubilité d'un grand nombre de substances dans l'eau à 15°, l'eau à 100°, l'alcool à 90°, l'éther, le chloroforme et la glycérine.

La première partie comprend les substances tirées des animaux ou des végétaux qui sont employées en nature, classées par ordre alphabétique. Citons, parmi les substances nouvelles admises dans cette édition : arenaria rubra, coca, eucalyptus, hydrocotyle, jaborandi, podophyllum, etc.

La deuxième partie (Pharmacie chimique) comprend les substances minérales et organiques employées en nature ou purifiées. La Commission a admis environ quatre-vingts produits nouveaux, parmi lesquels : composés salicyliques, sels d'ésérine, de lithine, chloral, digitalines, iodoforme, narcéine, pilocarpine, etc.

La troisième partie (Pharmacie galénique) comprend (dans l'ordre alphabétique comme les deux précédentes) les médicaments officinaux que le pharmacien doit toujours avoir à la disposition du médecin. Là encore ont été faites des modifications que nous ne pouvons pas énumérer et que l'on trouvera indiquées dans la Préface que M. Gavarret a mise en tête du nouveau Codex.

Enfin, une quatrième partie est exclusivement consacrée à la détermination des formules des préparations les plus usuelles de la pharmacie vétérinaire.

Tel qu'il est et malgré les objections qu'il a soulevées[1], le nouveau Codex doit être la base officielle des prescriptions médicales, comme il est le guide légal de la préparation pharmaceutique.

Les médicaments *magistraux* sont des « formules complexes que le médecin élabore au gré de son jugement, en vue du résultat qu'il poursuit, et dont les éléments, isolés dans l'officine du pharmacien, viennent se grouper sur les indications écrites du praticien se conformant aux règles de l'art de formuler » (Fonssagrives). Les potions, pilules, lavements, liniments, etc., constituent ce groupe, qui est le plus important pour le médecin, et dont nous reparlerons.

1 Voy. notamment les articles parus dans la *Semaine médicale* et dans le *Bulletin général de Thérapeutique*. Un second tirage a du reste paru, dans lequel ont été corrigées plusieurs fautes typographiques relevées dans la première édition.

Viennent en troisième ligne les *spécialités pharmaceutiques* (médicaments industriels de Fonssagrives).

Nous avons déjà dénoncé, au début, l'invasion croissante des spécialités et les dangers pour tous (malade, pharmacien et médecin) de cet abus criant et coûteux. Mais la question mérite d'être serrée de plus près.

Faut-il chercher des moyens légaux pour réprimer ce commerce ? L'abus doit-il faire condamner l'usage ? Tout est-il à rejeter dans les spécialités ? et, si on répond par la négative, quelles distinctions faut-il faire ? — Voilà une série de questions de première importance que nous devons résoudre rapidement[1].

Le 12 août 1879, Chatin posait nettement la question à l'Académie de Médecine, sur le terrain du rejet complet de toutes les spécialités. « En attendant que la loi permette de faire plus, disait-il, tout médecin devrait, dédaignant telles ou telles spécialités, en prescrire, suivant les règles du formulaire, l'agent actif, si agent actif il y a, ce qui

[1] Voy. les articles de M. Lereboullet dans la *Gaz. hebdom.*, 1879 et 1880.

n'est pas toujours le cas; tout pharmacien ayant le sentiment de sa dignité et de ses devoirs aurait à rejeter de son officine tout agent monopolisé. »

Je reconnais que ce serait peut-être mieux. Mais ce serait demander l'impossible; comme l'écrivait Besnier à la même époque, « que l'on en appelle immédiatement à ceux qui tiennent à si juste titre, de la confiance de leurs confrères, l'honneur d'être les médecins consultants en faveur, aux chefs de la profession : que celui qui ne fait pas chaque jour de nombreux emprunts à la spécialité pharmamaceutique lève la main! » Cela est vrai de tous les pays.

Du reste, pour exclure toutes les spécialités, il faudrait que toutes les pharmacies fussent également outillées et tous les pharmaciens également exercés. Il y a une série de produits dont vous n'êtes guère sûrs dans les pharmacies, même les plus consciencieuses : ainsi, la digitale, la vératrine, les alcoolatures d'aconit, la pepsine. Qui n'a vu et comparé les effets de la digitale quand elle est bonne (ce qui est rare), et ses effets quand elle ne vaut rient (ce qui est fréquent et ce qui expose à des dangers) !

On est souvent découragé, dans la pratique, par

l'inactivité extraordinaire de certains médicaments; ce qui faisait s'écrier à Besnier: « Combien de fois, même dans nos hôpitaux, n'ai-je pas hautement regretté de n'avoir pas à ma disposition quelques-unes de ces bonnes et honnêtes, de ces fidèles préparations spéciales, dans ces moments extraordinaires, par exemple, où l'opium ne fait plus dormir, où l'atropine contracte les pupilles, où le mercure oublie d'irriter les gencives et où l'arsenic à doses extrêmes devient indifférent aux malades les plus intolérants ! »

Donc, en fait, la spécialité existe et, dans une certaine limite, s'impose. Il faut donc vivre avec; il faut donc distinguer parmi les masses de spécialités qui nous encombrent; il s'agit « de dire ouvertement ce qui est la vérité et ce qui est l'erreur; il s'agit surtout de ne pas confondre ce qui est bon, excellent, parfait, avec ce qui est mauvais, détestable ou nul ».

C'est là une question difficile, délicate entre toutes.

La difficulté apparaît en effet dès qu'il s'agit seulement de définir les spécialités.

Dans un Rapport fait à l'Académie de Médecine, en 1875, Buignet les définissait des « substances ou préparations, aujourd'hui en très grand nombre, qui sont présentées au public comme réalisant un perfectionnement de l'art pharmaceutique ou comme offrant des avantages thérapeutiques spéciaux ». — C'est là une définition théorique qui ferait de la spécialité une chose excellente, mais qui malheureusement ne s'applique pas à la plupart.

Dans le même Rapport, on reconnaissait du reste aussi que l'annonce et la réclame sont des caractéristiques du médicament dit spécialité. C'est pour cela que Fonssagrives les appelle des médicaments industriels.

Tout cela n'est pas une définition. Au lieu de chercher une caractéristique unique, il vaut mieux énumérer les diverses espèces de spécialités; nous les apprécierons mieux isolément.

Nous en distinguerons cinq classes, avec Lereboullet.

1. Il y a des drogues simples, matières premières ou produits chimiques bien définis, qu'on fait venir de l'étranger ou qu'on prépare spécialement dans le but de les vendre comme médicaments. Tels sont: le kousso, le jaborandi et la pilocar-

pine, l'hydrate de chloral, dont la vente n'est d'abord que tolérée et que le Codex adopte ensuite.

Dans cette catégorie, si un pharmacien sait mieux faire venir l'écorce de grenadier de Syrie, par exemple, ou mieux préparer le tannate de pelletiérine comme Tanret, il n'y a aucun inconvénient à s'adresser à lui. Quand, par l'usage, le produit sera répandu dans toutes les pharmacies, qu'il sera aussi bon partout, alors vous devez abandonner la spécialité pour le médicament officinal.

2. La deuxième classe comprend des médicaments ou produits chimiques dont la formule est connue, qui figurent au Codex, mais que certains pharmaciens ont obtenus dans un état de pureté plus parfait, qu'ils ont préparés avec plus de soin que leurs confrères ou qu'ils ont su mieux conserver.

Il y a encore du bon dans cette catégorie : la digitaline[1], l'aconitine de Nativelle, Duquesnel,

[1] Le nouveaux Codex a inséré la digitaline amorphe et la digitaline cristallisée, et il est dit (pag. 199) que « dans le cas où une prescription médicale ne spécifierait pas l'emploi d'une des deux digitalines amorphe ou cristallisée, le pharmacien devra toujours délivrer la digitaline amorphe».

Homolle et Quevenne, seront souvent préférées à la vieille digitale impuissante des pharmaciens. Il n'y aucun déshonneur à prescrire le citrate de magnésie de Rogé, la pepsine Boudault, les sinapismes Rigollot.

Ce sont là des spécialités utiles, à condition que, dans son choix, le médecin se base, non sur la réclame et l'annonce, mais sur la notoriété clinique vraie, la supériorité pharmaceutique réelle de la préparation.

Car il y a des déceptions dont il faut se garer : témoin cet élixir de pepsine dont s'est servi Mourrut, qui ne contient point de pepsine et au sujet duquel Vulpian montra que l'addition d'alcool à toute solution de pepsine en modère et même en neutralise l'action.

C'est donc là une catégorie où il est difficile de poser une règle fixe et unique, parce que les pharmaciens se vanteront, souvent à tort, de préparer mieux que d'autres, et certains annonceront même une composition qui n'est pas la réelle.

En somme, il n'est pas défendu de prescrire une spécialité de cette catégorie. Mais ne le faites que quand elle vous paraît répondre à un besoin réel constaté, et que d'autre part une épreuve clinique, consciencieuse et répétée, aura prouvé la valeur honnête du médicament.

3. Dans la troisième classe sont des médicaments connus, mais dont la forme pharmaceutique ou le procédé d'enrobage paraissent modifier avantageusement le mode d'administration. Certains pharmaciens trouvent parfois de ce côté des progrès réels et appréciés : tels sont les cachets Limousin. Mais aussi que de dangers ! quelle pluie de granules, de capsules (notamment pour les maladies vénériennes) que vous ne contrôlez nullement ! Je me rappelle certaines capsules coûteuses, à l'huile de foie de morue créosotée, que j'avais eu la faiblesse de prescrire et que j'eus la curiosité d'ouvrir : l'odeur de créosote y était, mais il n'y avait pas trace d'huile de foie de morue.

Méfiez-vous donc beaucoup de tous ces produits. Du reste, les pharmaciens instruits peuvent tous aujourd'hui faire bénéficier vos malades des divers procédés d'enrobage, qui sont vraiment bons. Bannissez donc en principe tous les granules, toutes les capsules qui arrivent toutes faites de Paris ou d'ailleurs avec une belle enveloppe, une étiquette multicolore et un prospectus retentissant.

4. La quatrième classe comprend des substances alimentaires, corps gras, matières féculentes, préparations lactées, etc.

Il y a peu de choses à prendre là-dedans: quelques préparations pour les enfants en bas âge peut-être; mais ne vous laissez pas séduire par les réclames de la douce Revalescière du Barry ou de la Farine Mexicaine.

5. Enfin (et c'est ici le groupe le plus encombré), on associe entre elles diverses substances, on prépare un élixir, un composé pharmaceutique plus ou moins efficace, plus ou moins toxique; on lui donne un nom plus ou moins barbare, et ce remède *secret* est impunément mis en vente sans que sa formule soit connue.

Ici je serai catégorique : en principe (s'il y a des exceptions, elles sont bien rares), vous ne devez pas prescrire un remède secret dont la formule vous est inconnue.

D'abord il arrive le plus souvent que ces préparations, actives au début, deviennent plus tard de plus en plus inertes et ne contiennent plus rien. Et puis (c'est la considération principale), le médecin, responsable du bien et du mal qu'il fait à ses malades, est obligé de savoir ce qu'il leur donne.

Un médicament secret ne serait permis qu'à ceux qui croient que chaque maladie a *son remède* et qu'à une étiquette de maladie répond une étiquette de traitement. Mais tout médecin qui croit que toute la thérapeutique est dans l'analyse clinique et qui veut toujours agir par indications et contre-indications, ne peut pas prescrire un médicament secret.

Voilà l'avis général que nous vous proposons (avec Lereboullet) sur la prescription des diverses espèces de spécialités.

Reste la question du contrôle et de la répression que la société pourrait exercer sur ces spécialités. Nous n'en dirons qu'un mot, parce qu'elle n'est pas directement afférente au sujet que nous traitons.

La société est suffisamment armée contre les spécialités. La loi de germinal déclare que toute préparation non inscrite au Codex, non composée par le pharmacien pour un cas particulier, non spécialement autorisée par le gouvernement, ne peut être ni annoncée ni vendue. L'annonce d'un remède secret est sévèrement prohibée, et la loi du 29 pluviôse an XIII indique les peines à infliger à ceux qui contreviendraient aux prescriptions de la loi de germinal.

La société, ainsi armée, aurait seulement besoin d'être éclairée sur ce qui est bon et ce qui ne l'est pas.

Pour cela, Lereboullet demande qu'une autorisation nécessaire soit donnée par une Commission permanente prise parmi les Professeurs de l'École de Pharmacie, les Membres de la Société de Pharmacie ou de la Société de Prévoyance des Pharmaciens, autorisation qui pourrait être retirée plus tard, après des analyses réitérées, et qui du reste interdirait toute réclame médicale (énumération sur le prospectus des maladies à guérir), pour ne permettre que la réclame purement pharmaceutique.

Fonssagrives voudrait investir de ces mêmes pouvoirs la Commission permanente de revision du Codex dont nous avons déjà réclamé la création avec lui.

[1] En Suisse, on a proposé au Conseil fédéral une loi particulière que l'on trouvera dans la *Gaz. hebd.*, 1880, pag. 126.

Ce sont là des vœux dont la réalisation est à souhaiter. Pour le moment, en l'état des choses, ce travail doit être fait par le médecin. C'est lui qui doit faire ce contrôle. Le meilleur moyen de le bien exercer est de bien savoir votre thérapeutique et votre matière médicale, parce qu'alors vous ne serez pas tentés de prescrire la spécialité de confiance, uniquement par ignorance de la posologie et de l'art de prescrire.

Ces développements, un peu longs, achevés sur les trois catégories de médicaments, au point de vue de leur *provenance*, parlons de la *forme* qu'il convient de donner à ces substances.

Les médicaments se présentent sous trois formes : 1° solide (pilules, granules, bols, suppositoires, emplâtres, etc.); 2° molle (pommades, onguents, savons, opiats, électuaires, mellites, etc.); 3° liquide (solutions, lotions, potions, juleps, tisanes, teintures, vins, vinaigres, apozèmes, lavements, liniments, etc.).

Pour l'usage interne, la meilleure forme est la forme liquide : *Corpora non agunt nisi soluta*. La digestion et l'absorption sont bien plus sûres de cette manière, tandis que les pilules ou même les granules peuvent traverser inaperçus le tube digestif, ou s'y entasser dans un coin en formant ce que Fonssagrives appelle une fausse accumulation médicamenteuse.

Donc, en règle générale, prescrivez les médicaments en solution.

Il ne faut recourir aux formes solides que si vous ne pouvez pas faire autrement et que la nécessité s'impose, par exemple, de ménager le goût, la répugnance du sujet, en se rappelant toutefois que c'est là une considération à laquelle il faut savoir ne pas trop céder.

Pour prescrire un médicament à l'état liquide, il faut bien connaître la solubilité des diverses substances dans les grands véhicules. Vous trouverez dans les livres (notamment à la pag. 37 du Formulaire de Fonssagrives et à la page 21 du Codex) une table de la solubilité maxima (à froid) des principaux médicaments dans l'eau, l'alcool, l'éther, le chloroforme et la glycérine.

A cette question de la forme des médicaments se rattache l'étude d'un système qui fait beaucoup parler de lui, qui ne ménage pas les réclames et les annonces et qui séduit beaucoup de praticiens par les facilités qu'il leur crée : c'est la *dosimétrie* du professeur Burggræve.

Burggræve a la prétention de faire une révolution en médecine, d'inaugurer une ère nouvelle en préconisant l'usage exclusif des alcaloïdes actifs et leur prescription constante sous forme de granules Chanteaud. Voilà la première partie du système, partie qu'exprime le mot même de dosimétrie. Examinons-la avant d'énoncer la seconde partie du même système.

Burggræve insiste d'abord sur les avantages des alcaloïdes comparés aux vieilles substances mal définies. Sur ce point, rien de révolutionnaire, et bien des médecins sont avec lui : la quinine, l'aconitine, la digitaline, sont d'usage journalier et préférées (dans beaucoup de cas) au quinquina, à l'aconit ou à la digitale.

Il va plus loin, et veut qu'on les substitue toujours. Ceci est pour moi une exagération, et je ne suis pas de son avis. Le quinquina est préférable à la quinine si l'on veut un effet tonique général ; l'opium n'est pas remplacé par la morphine si l'on veut l'effet de stimulation sur l'appareil circulatoire.

Si l'analyse chimique et physiologique des médicaments était parfaite et complète, on pourrait remplacer les substances par leurs analogues artificiels faits par synthèse. Mais nous n'en sommes pas là. La morphine et la thébaïne, additionnées même de tous les autres alcaloïdes de l'opium, ne font pas l'opium.

Donc, vous devez préférer les alcaloïdes aux médicaments complexes quand les alcaloïdes doivent vous donner les mêmes effets. Mais il ne faut pas poser en principe absolu que le médicament peut et doit toujours être remplacé par un alcaloïde.

En second lieu, Burggræve dit: Les alcaloïdes doivent toujours être prescrits sous forme de granules Chanteaud.

Je n'insiste pas sur la question de M. Chanteaud. Je ne sais pas pourquoi la pelletiérine de Tanret, la digitaline de Nativelle et la quinine de tous les bons pharmaciens ne vaudraient pas les mêmes substances chez Chanteaud. Ce serait revenir sur la question des spécialités, que d'insister. J'aime mieux renvoyer à ce que nous en avons dit plus haut.

Mais reste le précepte général de toujours prescrire les alcaloïdes en granules.

Je vous ai dit précisément tout à l'heure que je ne suis partisan de cette forme solide que dans des cas exceptionnels. Si vous avez affaire à une fièvre intermittente grave, vous pourrez laisser mourir, avec des granules de quinine dans le ventre, un malade qu'aurait sauvé la quinine dissoute. Voilà donc un deuxième principe de la dosimétrie auquel je ne puis pas souscrire.

Donc, ces deux principes fondamentaux de la doctrine dosimétrique, d'abord ne sont pas révolutionnaires : ils représentent un système comme on en a tant émis en thérapeutique sur la forme la meilleure des médicaments ; et ensuite ils ne sont pas exacts, dans le sens absolu que veut leur donner Burggræve.

Mais il y a autre chose dans la dosimétrie que le mot n'indique nullement : il y a tout un ensemble de principes de thérapeutique générale auxquels je ne puis pas souscrire non plus, que je crois même plus dangereux en pratique que les deux premières propositions déjà discutées.

D'abord, dit le dosimètre, il faut juguler les maladies aiguës. C'est là un conseil bien dangereux si on le prend au pied de la lettre. Sans parler de la pneumonie, je crois plus nuisible de chercher à juguler une fièvre éruptive au début que de chercher à en faciliter le cours et l'évolution.

Il faut abandonner, dit-il encore, les doses massives d'emblée, pour n'employer que les petites doses coup sur coup. Dieu vous garde de suivre un pareil conseil dans le traitement de la fièvre pernicieuse et de la syphilis cérébrale !

Il faut, ajoute-t-il, renoncer absolument aux spécifiques et combattre simultanément tous les symptômes, sans craindre l'association des alcaloïdes les plus disparates. Or, il me paraît prématuré d'abandonner tous les spécifiques (quinine, mercure, iodure de potassium) et dangereux de combattre tous les symptômes, vu que, si certains font indication, d'autres sont indifférents et quelques-uns sont même utiles.

Puis vient toute une physiologie médicamenteuse qui n'est pas classique et qui fait ordonner le cyanure de zinc dans l'embarras gastrique des constitutions saisonnières rhumatismales, la strychnine au début de toutes les maladies fébriles (le sulfate dans les inflammations saines et franches, l'arséniate dans les affections septiques, typhiques, paludéennes, l'hypophosphite dans la chloro-anémie et l'insuffisance nerveuse). Cette strychnine convient, du reste, aussi contre l'hypothermie (Paquet). L'arséniate de strychnine est le cheval de bataille du médecin dosimètre, dit-il lui-même, et s'applique à presque tous les cas.

Voici la prescription d'un dosimètre dans un cas d'hydropneumothorax chez un phtisique : « Granules d'émétine et émétique : un de chaque tous les quarts d'heure jusqu'à effet, le matin à jeun. Puis arséniate de quinine, d'antimoine, hypophosphite de strychnine, de soude : deux de chaque, matin et soir avant les repas, si légers qu'ils soient. A midi : hypophosphite de chaux et arséniate de soude, deux de chaque. Dans les intervalles : aconitine ou digitaline, six par jour, seuls ou dans les cuillerées d'un looch. Sulfate d'atropine : un ou deux dans la soirée pour les sueurs nocturnes. Grand vésicatoire à gauche, puis un petit à droite. Pour le larynx, fumigations émollientes, balsamiques ; pulvérisations phéniquées. »

On croit rêver en voyant une pareille débauche de granules ! Je ne puis pas discuter toute cette polypharmacie, qui aurait besoin, pour s'étayer, de longs travaux de physiologie thérapeutique qui restent entièrement à faire. — J'ai tenu surtout à vous montrer ce qu'est et où mène la dosimétrie tout entière.

Séduits par les réclames incessantes qui nous assiègent, dans lesquelles on salue Burggræve et Chanteaud comme les bienfaiteurs de l'humanité, bien des médecins (surtout à la campagne) se laissent entraîner : la pharmacie est beaucoup plus simple à tenir, une médication active plus facile à instituer. On croit ne s'engager qu'à donner des granules Chanteaud au lieu des mêmes substances sous une autre forme.

Ce n'est pas cela. Pour être dosimètre, il faut non seulement ne donner que des granules (ce qui est un petit mal), mais il faut en donner beaucoup, entasser les plus disparates dans le même estomac, suivant des règles que, jusqu'à plus scientifique démonstration, je me permettrai d'appeler fantaisistes.

Cette discussion ne ne nous a pas trop éloignés de notre sujet, puisqu'elle complète ce que nous avions à dire sur la *forme* des médicaments.

Comment faut-il maintenant *associer* les médicaments ? Quels sont les éléments d'une formule ?

Les éléments normaux d'une formule complète sont : la *base*, l'*adjuvant*, le *correctif*, l'*excipient* et l'*intermède*. Voici le sens de ces mots, d'après Fonssagrives.

La *base* est le médicament de l'indication qui pourrait, à la rigueur, être prescrit seul : sulfate de quinine, digitale, opium.

L'*adjuvant* ou *auxiliaire* est un médicament d'action analogue à celle de la base, mais d'activité moindre, qui corrobore dans une certaine mesure ses propriétés : eau de laurier-cerise, eau de tilleul ou eau de fleurs d'oranger dans une potion sédative ou antispasmodique.

Le *correctif* peut : ou masquer par ses qualités organoleptiques propres celles de la base (essence d'anis ou de citron dans une potion de quinine ou de bromure) ; ou supprimer dans les effets de la base certains symptômes pénibles qui n'ont par eux-mêmes aucune utilité (opiacés pour faire tolérer la quinine ou le tartre stibié ; arsenicaux pour empêcher les manifestations cutanées du bromure de potassium).

L'*excipient*, *ingrédient* ou *véhicule* est le milieu ; c'est un corps inerte, quelquefois solide (poudre de réglisse, axonge), le plus souvent liquide (eau, glycérine), qui donne aux préparations leur consistance, en augmente le volume et en facilite le fractionnement.

L'*intermède* sert à réunir des substances non miscibles entre elles : jaune d'œuf, gomme adragante, sucre pour suspendre dans l'eau, en les divisant, le camphre, les essences, les huiles grasses ; acides pour dissoudre le sulfate de quinine, etc.

Voici un exemple de formule complète :

Musc..............	0,50	centig.	(base)
Eau de laurier-cerise.	10	gram.	(adjuvant)
Sirop de gomme....	30	—	(correctif édulcor.)
Eau...............	90	—	(excipient)
Jaune d'œuf........	N° 1	—	(intermède).

Le plus souvent, tous ces éléments n'existent pas dans une formule. Certaines substances représentent plusieurs termes de la formule complète. Vous réduirez fréquemment vos potions à la base, au véhicule et au sirop (qui sert de correctif et d'adjuvant).

Je vous recommande même d'une manière générale d'éviter la polypharmacie. Proscrivez ces thériaques artificielles (ce que Guy-Patin appelait cuisine arabesque) où l'on accumule plusieurs médicaments pour une seule indication ou bien plusieurs médicaments adressés à des éléments différents. Il est impossible de superposer plusieurs substances en assignant à chacune une mission thérapeutique différente : un certain nombre d'entre elles risqueraient trop de ne pas se rendre exactement à l'adresse indiquée.

Quand il y a lieu de faire une association médicamenteuse, il ne faut pas la faire au hasard. Il faut tenir compte des *synergies* et des *antagonismes* ou *incompatibilités*. Il y a des substances qui jurent d'être ensemble et dont l'association produirait un résultat tout différent de celui que l'on désire.

Il y a plusieurs ordres d'antagonisme ou d'incompatibilité. Nous les diviserons en : *chimiques*, *pharmaceutiques*, *physiologiques*, *thérapeutiques*, *idiosyncrasiques*.

A. Les incompatibilités *chimiques* sont les plus précises, celles qu'il est le plus impardonnable de méconnaître.

Quelquefois vous mettez en présence des substances dont la réaction mutuelle est désirée, comme les acides et les carbonates associés pour dégager de l'acide carbonique dans les potions anti-émétiques. Mais il y a des réactions que vous ne désirez pas, qu'il faut éviter, parce qu'elles dénaturent votre prescription.

Voici des exemples d'associations à éviter, empruntés à Fonssagrives.

1. Association des acides et des bases quand vous voulez l'action de l'un de ces principes. Ainsi, vous ne devez pas mettre ensemble les acides et les alcalis, l'acide arsénieux et l'eau de chaux, les acides et la magnésie.

2. Association des bases avec des sels susceptibles d'être décomposés par elles. Tels sont les alcalis avec l'alun, le sulfate de magnésie ou le sulfate de zinc.

3. Association des acides avec des sels susceptibles d'être décomposés par eux, comme les carbonates alcalins par exemple. L'acide méconique de l'opium, agissant sur les sels solubles de plomb, de cuivre, etc., qui entrent dans la composition des collyres astringents ou cathérétiques, forme ainsi des méconates insolubles, susceptibles de tatouer d'une manière indélébile les ulcérations de la cornée.

4. Association des sels pouvant réagir les uns sur les autres (lois de double décomposition de Berthollet). Ainsi, l'acétate de plomb ne peut aller avec l'alun, le borax, les carbonates alcalins, les sulfates alcalins ; le chlorure de baryum avec les carbonates, sulfates et phosphates solubles ; le sublimé avec les carbonates alcalins, les sulfures solubles, l'iodure de potassium ; l'émétique avec les carbonates alcalins ; le nitrate d'argent avec les carbonates et chlorures solubles, iodures et sulfures alcalins.

Tout cela démontre la nécessité, pour le médecin, de bien connaître sa chimie.

B. Yvon appelle incompatibilités *pharmaceutiques* les erreurs pharmacologiques que commet le médecin ignorant de la densité, de la solubilité, etc., des médicaments, et qui rendent impossible la confection de la préparation.

Les formules mal faites à ce point de vue mettent le pharmacien dans l'alternative, ou de modifier la prescription, ou de faire une mauvaise préparation. Ainsi, le camphre ramollit certaines substances ; les pilules de copahu et de camphre, ou de camphre et de chloral, sont impossibles.

Inversement, d'autres associations rendent la masse pilulaire si dure qu'on ne pourra plus la diviser.

D'autre part, il ne faut pas mettre les substances dans des conditions qui soient mauvaises pour le développement du principe actif, comme, par exemple, la moutarde dans l'eau bouillante, etc.

C. Les incompatibilités *physiologiques*, ou l'antagonisme physiologique, constituent une question plus délicate. Il n'y a pas en effet ici de formule précise, comme pour la chimie.

L'art vrai est bien basé sur la science, mais sur une science qui n'est pas faite : la physiologie médicamenteuse. C'est donc fort difficile.

C'est cependant important, et ici le médecin est seul juge. Ni le pharmacien ni personne ne peuvent corriger ce genre d'erreur. Il faut donc bien connaître les moyens de l'éviter.

Distinguez d'abord soigneusement l'*antagonisme* de l'*antidotisme*. Deux substances sont antidotes quand l'administration de l'une empêche l'autre de tuer, d'empoisonner. Mais deux substances peuvent être antagonistes tout en superposant leurs actions toxiques.

Si les substances pouvaient être opposées l'une

à l'autre en entier, deux à deux, pour toutes leurs propriétés, il y aurait antagonisme complet et antidotisme. Mais en général l'antagonisme est partiel. C'est sur une action élémentaire et pas sur d'autres que deux substances sont antagonistes.

Ainsi, la belladone et l'opium sont antagonistes pour la pupille et l'intestin, mais pas pour la douleur et le sommeil.

Donc, les substances sont synergiques pour certaines actions, antagonistes pour d'autres. Ce qui explique qu'elles puissent être antagonistes sans être antidotes et antidotes sans être antagonistes pour des actions autres que les actions toxiques.

Il est indispensable de tenir compte de ces antagonismes dans la composition des associations médicamenteuses : soit pour proscrire, soit pour prescrire certaines de ces associations.

Ainsi, vous ne devrez pas associer des médicaments contradictoires. Si vous voulez agir sur la pupille ou sur l'intestin, vous n'associerez pas l'atropine et la morphine ; ni, si vous voulez produire le sommeil, le chloral et le café.

Mais si vous voulez produire un effet particulier d'un médicament en évitant certain autre effet dont vous n'avez pas besoin ou qui serait nuisible, vous pourrez associer des substances antagonistes sur ce dernier point, pourvu qu'elles ne le soient pas sur le premier.

Ainsi, si vous désirez calmer une douleur sans produire ni constipation ni diarrhée, vous pourrez associer l'opium et la belladone. Si vous voulez un effet sudorifique et stimulant, sans action hypnotique, vous pouvez associer le café et l'opium.

Par la combinaison des antagonistes et des synergiques physiologiques, vous pourrez donc renforcer certaines actions et en annuler d'autres : tout cela pourvu que vous ayez fait d'abord une bonne analyse de physiologie médicamenteuse.

D. Incompatibilités ou antagonisme *thérapeutique.* Si toutes les actions thérapeutiques (actions d'un médicament sur l'homme malade) se déduisaient rigoureusement des actions physiologiques (actions sur l'homme sain), ce paragraphe se confondrait avec le précédent.

Mais nous avons vu dans notre première leçon de l'an dernier[1] qu'il n'en est pas toujours ainsi. Donc, l'antagonisme thérapeutique doit être envisagé à part.

[1] Voy. plus haut, pag. 36

Nos dernières expériences faites avec M. Amblard sur l'atropine et l'émétine[1], mettent la chose en évidence. Sur le cœur de la grenouille saine, l'émétine et l'atropine ne sont pas antagonistes : l'une et l'autre ralentissent le cœur. Mais sur la grenouille malade il y a antagonisme : l'atropine réaccélère le cœur ralenti par l'émétine.

Tous les jours vous voyez cela en clinique. Le mercure et le chlorate de potasse sont antagonistes pour l'action physiologique sur la bouche ; ils ne le sont plus pour l'action thérapeutique sur la syphilis : l'association en est au contraire fort heureuse. De même, l'arsenic nuit à l'action physiologique du bromure de potassium sur la peau, sans nuire à son action thérapeutique contre l'épilepsie.

L'antagonisme thérapeutique est donc distinct de l'antagonisme physiologique.

Il y a donc tout un groupe d'incompatibilités thérapeutiques dont il faut tenir compte dans les associations médicamenteuses.

E. Enfin un cinquième ordre comprend les incompatibilités *idiosyncrasiques* ou *personnelles*.

[1] *Montpellier médical*, août, septembre et octobre 1881.

Certains sujets sont ennemis de certaines substances : tel malade délire pour une goutte de laudanum, tel autre vomit pour la moindre quantité de belladone, etc. Il faut naturellement tenir très grand compte de ces idiosyncrasies médicamenteuses.

Cette incompatibilité peut se manifester pour certaines substances ou seulement pour certaines associations de substances. Ainsi, les uns ne peuvent supporter le fer sous aucune forme, mais d'autres ne peuvent le supporter que dans certaines préparations. Cela est important à connaître, pour ne pas toujours se décourager dès les premiers essais, chez les chlorotiques par exemple.

L'assuétude joue un rôle marqué dans le développement de cette intolérance ; il faut quelquefois varier, après un certain temps, la forme d'un traitement chronique. Cela est vrai des purgatifs comme des ferrugineux.

Il y a encore, à part cela, une intolérance plus grossière, portant sur la forme médicamenteuse : certains malades ne peuvent pas avaler les pilules ; quand le fait est réel, il suffit de changer le mode d'administration.

Voilà les principales catégories d'incompatibilité

dont vous devez tenir compte en composant les associations médicamenteuses.

Cela dit, il faut connaître le nom de certaines associations médicamenteuses particulières. En voici quelques-unes, d'après Paulier.

Le *gargarisme* est un médicament liquide pour la bouche et la gorge. Le *collutoire* est un gargarisme très concentré (de consistance sirupeuse), qu'on applique avec un pinceau sur les mêmes points. Les *tisanes* sont des préparations aqueuses peu chargées de principes médicamenteux et légèrement sucrées (boisson habituelle). Les *apozèmes* sont des tisanes plus actives, à heures d'administration fixes (décoction blanche de Sydenham). Les *potions* sont des médicaments liquides, sucrés (ordinairement), se prenant par cuillerée. Parmi les potions, on distingue : les *loochs*, qui sont de vraies émulsions (eau et substance huileuse tenue en suspension par un mucilage) et les *juleps*. Les *opiats* ou *électuaires* ont une consistance molle : poudres délayées dans un excipient mou ou liquide. Les *conserves* contiennent une substance médicamenteuse et du sucre ; elles sont molles (roses, pulpe de tamarin) ou solides (angélique confite).

8

Tout le monde connaît les *chocolats* et les *pâtes*. Les *suppositoires* sont des médicaments de consistance demi-molle que l'on introduit dans l'anus. Les *collyres* sont directement appliqués sur la conjonctive et les paupières. Nous avons encore les *pommades*, *liniments*, etc.

La définition de plusieurs de ces associations médicamenteuses spéciales soulève la question (à envisager maintenant) des lieux d'application, des *voies d'absorption* à prescrire pour les agents thérapeutiques.

Les *muqueuses*, les *séreuses*, la *peau*, les *voies circulatoires*, peuvent servir de lieux d'application ; il n'est pas indifférent de prescrire telle ou telle voie d'absorption.

La *muqueuse digestive* est la plus employée.

La muqueuse *buccale* est peu utilisée pour l'absorption ; on s'en est cependant servi (Chrestien : sels d'or) ; mais le plus souvent elle n'est choisie comme lieu d'application que quand on veut un effet local.

La muqueuse *gastrique* est au contraire la voie que vous devez toujours choisir d'abord, sauf contre-indications ou indications spéciales. Les contre-indications viendront de l'intolérance, impossibilité de digérer, etc. Les indications spéciales viendront de ce que vous voudrez agir localement ailleurs ou que vous aurez besoin d'agir plus vite: la muqueuse gastrique n'est pas en effet la voie d'absorption la plus rapide.

La muqueuse *rectale* a des indications spéciales : intolérance de l'estomac ou obstruction des voies supérieures, et aussi volume un peu considérable du médicament, qui rend l'injection hypodermique difficile, ou nécessité d'une action locale sur l'intestin ou sur les organes du petit bassin (lavements résolutifs de Courty, par exemple).

Pour les muqueuses *respiratoires*, la muqueuse nasale est peu employée pour l'absorption ; mais les muqueuses du larynx, des bronches, etc., sont utilisées dans les pulvérisations et les inhalations ; on n'emploie guère les injections trachéales directes (Jousset de Bellesme). L'indication spéciale de ce mode d'administration médicamenteuse est d'abord le besoin d'un effet local : l'*Inhalations-therapie* est aujourd'hui très à la mode[1] ; nous l'avons étudiée

[1] Voy. Ærtel ; *Respirator. Therapie*, in *Ziemssen's allgem. Therapie.*

dans le Cours de l'an dernier. De plus, l'action de certaines substances n'est pas la même par cette voie que par les autres. Ainsi, l'éther est anesthésique en inhalation pulmonaire, stimulant en injection hypodermique et antispasmodique en ingestion gastrique. De plus, certaines substances sont beaucoup plus toxiques par cette voie que par d'autres : l'hydrogène sulfuré, par exemple. De cette double considération se tirent les indications et contre-indications de cette voie particulière d'absorption.

Les muqueuses *vaginale, vésico-uréthrale,* ne sont guère choisies que quand on veut un effet local.

Les *séreuses* sont peu utilisées comme lieu d'application médicamenteuse ; on injecte des liquides dans les séreuses pour avoir un effet local. Il faut tenir compte de l'absorption plutôt pour l'éviter que pour la rechercher, plutôt comme danger et contre-indication que comme avantage et indication. C'est ce qui arrive notamment pour l'iode et surtout pour l'acide phénique dans les injections intra-pleurales.

Du côté de la *peau,* un médicament peut être

appliqué sur la peau intacte, sur le derme dénudé ou sous le derme.

Par la peau intacte, l'absorption est réelle (substances volatiles), mais peu considérable. C'est un mode d'administration infidèle ; on l'emploie quand on veut un effet local sur un point du corps (frictions) ou sur la totalité de la périphérie (bains) ; ou encore quand, le tube digestif voulant être ménagé, vous pouvez agir doucement sans trop d'urgence (sulfate de quinine). Si vous voulez aller vite, il vaut mieux l'injection hypodermique.

L'application sur le derme dénudé est peu employée aujourd'hui, sauf les cas où une plaie (naturelle ou provoquée) existe déjà pour l'introduction des calmants. On ne met plus guère de vésicatoire dans le seul but de faire absorber un médicament. On ne pratique pas plus l'inoculation médicamenteuse, mais on fait beaucoup l'injection hypodermique.

Ce dernier mode d'administration a des avantages réels et des indications particulières. D'abord, c'est la certitude de l'absorption garantie non seulement contre la désobéissance possible du malade, mais aussi contre la résistance du tube digestif. C'est ensuite la rapidité d'absorption, élément capital de détermination dans un accès pernicieux, par exemple, ou contre une douleur violente. Voilà des avantages incontestables.

Mais il ne faudrait pas conseiller de tout administrer par la voie hypodermique. On ne peut pas dire d'abord que l'action thérapeutique soit toujours identiquement la même par cette voie et par les voies digestives. Ainsi, l'apomorphine fait vomir par voie hypodermique et pas par l'estomac. L'éther, comme nous l'avons déjà dit, stimule sous la peau et anesthésie par le poumon ; les purgatifs ne purgent pas, mis sous le derme, comme dans le tube digestif. C'est là un élément important pour le choix de ce mode d'administration. Vous trouverez dans cet ordre d'idées une source d'indications pour certains cas et de contre-indications pour d'autres.

Un autre inconvénient résulte des phénomènes d'irritation locale, qui sont rares, mais qui peuvent se présenter et entraîner des indurations, inflammations, gangrène, parfois (exceptionnellement) des accidents mortels.

Tout cela n'est pas dit pour vous dégoûter des injections hypodermiques, qui sont un puissant moyen extrêmement utile, mais pour vous montrer que le tube digestif reste la voie d'absorption prémière, sauf contre-indications ou indications spéciales, l'injection hypodermique étant un mode spécial d'application médicamenteuse qui a ses indications particulières et ses contre-indications.

On appliquera ces principes notamment aux injections hypodermiques mercurielles, dont on a tant parlé dans ces derniers temps. C'est un excellent moyen dans les cas urgents où il faut frapper fort et vite et où l'estomac refuse de recevoir. Mais c'est une exagération regrettable que de dire, comme on l'a fait, que la voie hypodermique doit d'ores et déjà être constamment préférée à la voie gastrique dans le traitement mercuriel de la syphilis.

L'introduction directe du médicament dans les *voies circulatoires* constitue une méthode d'exception et d'urgence extrême. La transfusion du sang, l'injection dans les veines d'eau (choléra), d'ammoniaque (morsures de serpents), de chloral (tétanos), sont des exemples de ce mode d'application.

Les avantages sont une rapidité considérable et une sûreté très grande d'absorption. Mais aussi l'opération n'est pas sans dangers (coagulation, embolie, entrée de l'air, etc.).

Nous retrouverons dans le Cours, à propos de

l'histoire du chloral, la question des indications spéciales de ce mode d'administration.

Il faut encore se rappeler ici, comme pour les autres voies d'absorption, que le lieu d'application n'est pas indifférent pour l'action à obtenir du médicament. Ainsi, le sulfate de soude et ses semblables, directement injectés dans le sang, ne purgent pas.

Quand vous faites une prescription, il ne faut pas seulement vous occuper de ce que le médicament est au moment de l'administration et de la voie par laquelle vous le faites absorber, il faut aussi tenir compte de ce qu'il deviendra dans l'organisme et de la manière dont il sera éliminé.

Un médicament peut être transformé dans le tube digestif ou dans le sang et dans l'intimité des tissus.

Les premières de ces transformations le rendent soluble ou insoluble, plus ou moins facile à absorber, par suite. C'est là un point capital.

Les secondes transformations peuvent le dénaturer complètement, le changer en un autre corps. C'est ainsi que le chloral peut donner du chloroforme et l'hydrogène sulfuré des sulfates.

L'appréciation exacte de ces modifications est donc nécessaire pour que le médecin prévoie d'une manière vraie les effets physiologiques et thérapeutiques.

Il importe aussi de connaître la voie d'*élimination*, soit à cause des effets irritants nocifs qu'on peut redouter (sulfureux pour les poumons), soit à cause de la surveillance qu'il faut exercer sur l'organe d'élimination, car les lésions de cet organe (du rein, par exemple) pourront entraîner des accidents d'accumulation médicamenteuse et d'intoxication (jaborandi, opium, etc., dans les maladies des reins).

La connaissance de la rapidité de la migration médicamenteuse, de la durée d'élimination, est également capitale, non seulement pour le traitement des intoxications, mais pour la surveillance et la graduation des traitements chroniques par des substances très actives et susceptibles d'accumulation.

Arrivons maintenant à la question des *doses* médicamenteuses que vous avez à prescrire.

L'importance de ce chapitre est évidente. La considération des doses importe d'abord, à cause des effets toxiques qu'il faut éviter ; mais elle importe aussi dans les limites des actions purement thérapeutiques.

Les effets varient en effet suivant les doses. Les antimoniaux, par exemple, sont incisifs, expectorants, vomitifs, contre-stimulants, suivant la dose employée ; le mercure (calomel) est altérant à petite dose, purgatif à dose moyenne, sialagogue à haute dose, etc.

Seulement, ces mots de doses faibles, moyennes ou fortes, varient de sens, non seulement suivant les substances, mais suivant les individus et une infinité de circonstances. A chacun de ces termes ne correspond pas, pour chaque médicament, un chiffre précis que puisse indiquer le Formulaire.

Il faut bien connaître tous les éléments d'appréciation qui interviennent dans la fixation des doses. En tête est la considération de l'*âge* du sujet.

Pour les enfants, on a imaginé diverses règles pour permettre de calculer, étant donnée la dose pour un adulte, la dose pour un enfant de tel ou tel âge.

Ainsi, Gaubius conseille, en prenant pour unité la dose d'adulte, de donner : au-dessous d'un an 1/12 ou 1/15, à deux ans 1/8, à 3 ans 1/6, à 4 ans 1/4, à 7 ans 1/3, à 15 ans 1/2. Fonssagrives a essayé ce barême en l'appliquant à divers médicaments ; il a vu qu'il était vrai dans certaines limites pour la quinine, par exemple, mais il ne l'est plus pour l'ipéca ou l'huile de ricin.

Cottereau donne : de 1 à 3 ans 1/6, de 3 à 7 ans 1/3, de 7 à 13 ans 1/2, de 14 à 20 2/3.

Young (c'est une formule très admise en Angleterre) établit une fraction dont le numérateur est l'âge de l'enfant et le dénominateur ce même âge augmenté de 12. Ainsi, pour un enfant de 2 ans, la fraction sera 2/2+12=1/7 ; pour un enfant de 6 ans, 6/6+12=1/3.

Fonssagrives a vu qu'il y avait une assez grande concordance entre les chiffres de Gaubius et ceux de Young. Il propose lui-même de prendre pour règle la formule de Young pour la première année, et une formule analogue, en remplaçant 12 par 13, pour les années suivantes. Vous trouverez du reste dans son Formulaire le tableau calculé des doses usuelles des grands médicaments à chaque âge.

Pour nous, nous croyons qu'il ne faut accepter ces diverses règles que sous toute espèce de réserves, parce que l'âge modifie les doses d'une manière très inégale suivant les substances considérées. Ainsi, vous donnerez l'ipéca à un enfant presque à la même dose qu'à un adulte ; l'opium devra au contraire être donné à une dose inférieure à celle du barême. De plus, pour certains médicaments actifs et en tâtonnant, vous verrez qu'on peut parfois arriver à des doses énormes chez les enfants ; c'est ce qui arrive pour le sulfate de quinine, par exemple.

Donc, ne prenez ces règles que comme des moyennes peu précises. Guidez-vous suivant les indications cliniques et suivant ce qui vous aura été enseigné en thérapeutique relativement à chaque médicament.

Pour le vieillard, il n'y a pas de dose spéciale. Seulement, ici comme pour l'enfant, certains médicaments sont peu recommandés, l'opium par exemple.

Au point de vue du *sexe*, on peut dire que, toutes choses égales d'ailleurs, la femme est souvent plus impressionnable et a par suite besoin de doses moindres, surtout pour les médicaments du système nerveux ; mais ce n'est pas là une règle absolue.

Il y a ensuite une série de conditions individuelles qui influent sur la détermination des doses : le *tempérament* et la *constitution*, par exemple. Tel individu est plus jeune à 30 ans que tel autre à 20 ans. Il faut tenir compte aussi des *antécédents* pathologiques et thérapeutiques du sujet, des maladies antérieures et des essais thérapeutiques déjà faits : chez un sujet affaibli, il faut des doses moindres.

Le *genre de vie*, le *milieu*, les *endémies*, jouent un certain rôle : c'est ainsi que dans les pays à fièvre, les doses de sulfate de quinine doivent être plus fortes. Il en est de même des *climats* : l'alcool est mieux supporté dans les pays froids ; certains médicaments sont mal supportés dans les pays chauds, surtout si le sujet vient d'un climat froid ou tempéré.

Une condition importante encore pour les doses est l'*habitude*. L'usage répété d'un médicament autorise et nécessite l'augmentation des doses : c'est ce qui arrive souvent pour l'opium et la morphine ; et c'est le le point de départ de beaucoup d'inconvénients. On utilise le même fait dans les médications où l'on cherche la tolérance, avec le tartre stibié par exemple ; seulement la tolérance n'est pas toujours nécessairement le résultat de l'habitude ; de hautes doses d'emblée ou rapides peuvent la produire en faisant vite disparaître les phénomènes produits par les doses inférieures.

Enfin il y a un dernier élément personnel pour la détermination des doses : on le désigne sous le nom d'*idiosyncrasies*. Certaines personnes sont plus impressionnables que d'autres, ont des effets physiologiques pour peu de chose : elles ont de la salivation pour avoir fait une friction mercurielle à une autre, un coryza à la moindre dose d'iodure de potassium, des phénomènes de cystite pour le plus petit vésicatoire, une éruption cutanée dès le début d'un traitement bromuré.

Chez d'autres sujets, un des effets particuliers d'un médicament complexe se développe brusquement aux dépens des autres et contrairement à la règle usuelle. Ainsi, pour l'opium, les effets d'excitation, qui sont ordinairement secondaires, prendront chez ces personnes une importance de premier ordre, empêcheront le calme, aboutiront même à de vraies convulsions.

Il faut tenir compte de tout cela dans le choix des médicaments à prescrire et surtout dans la détermination de la dose à employer. Ainsi, 10 à 15 gram. d'un purgatif suffisent pour l'un, tandis que l'autre devra en prendre 50 à 60 gram. ; un thapsia ou même un wlinsi vaudra un vésicatoire pour certaines peaux ; 0,02 centigr. d'opium endormiront l'un, mieux que 0,20 centigr. un autre.

Il faut toujours consulter les antécédents du sujet à ce point de vue, et ne pas dédaigner les renseignements qu'il vous donne lui-même.

Un précepte général résulte de tout ce que nous venons de dire ; la question est tellement complexe que bien souvent vous n'avez pas d'emblée chez un malade tous les éléments nécessaires pour la résoudre, pour fixer la dose que vous devez administrer. Dans ces cas, il y a une excellente méthode, c'est celle des tâtonenments cliniques ; on pose des questions à l'économie, on essaye la susceptibilité et la réaction du sujet en commençant par des doses faibles que l'on augmente graduellement. Il est bien entendu que cela n'est possible que dans les cas chroniques, où vous avez du temps devant vous, sans urgence immédiate absolue.

Pour terminer ce qui a trait aux doses, il faut dire un mot de la manière dont on les mesure et les exprime.

Comme *poids,* on emploie le gramme et ses divisions ; quand on les inscrit, il faut mettre en toutes lettres l'unité du dernier chiffre : centigramme ou milligramme. S'il y a des grammes et une fraction, il faut mettre gram. après le premier nombre, et centigram. ou milligram. après le dernier chiffre.

On n'emploie plus les poids anciens. Mais il est bon de savoir (pour le langage vulgaire) la signification de quelques anciennes dénominations. La livre vaut à peu près 500 gram., le marc 225, l'once environ 30 gram., le grain environ 0,05 centigr.

Quant aux poids étrangers, je ne puis pas vous en donner ici la liste et la correspondance avec les nôtres. Vous trouverez cela dans vos livres, spécialement à la pag. 27 du Formulaire de Fonssagrives et à la pag. 2 du Nouveau Codex ; on y trouvera aussi les définitions qui suivent.

Il est du reste fort désirable que notre système métrique soit adopté dans les Pharmacopées de tous les pays.

Pour les *volumes*, le litre est la vraie mesure. Mais journellement on emploie beaucoup la cuiller, le verre, le dé, la goutte, la pincée, la poignée.

On distingue la *cuiller* à café, à entremets et à potage. La deuxième vaut trois et la troisième quatre de la première ; quant au poids de la cuillerée, il varie suivant la densité du liquide. Pour les teintures et les huiles, la cuiller à potage vaut 12 gram.; pour les solutions et potions, de 15 à 20 gram. ; pour les sirops, de 20 à 25. Les trois quarts de chacune de ces quantités représentent la cuiller à entremets et le quart la cuiller à café[1].

On parle quelquefois de cuillerée pour les solides (poudres). C'est une mauvaise mesure parce qu'elle est très variable. La cuiller à potage de poudre peut valoir de 3 gram. (magnésie) à 32 gram. (calomel)[2].

Le *verre* ordinaire contient 250 à 300 gram. d'eau. Il représente 3 verres à bordeaux, 4 à madère, 12 à liqueur. Le verre à bordeaux vaut donc de 80 à 100 gram., le verre à madère de 60 à 75, et le verre à liqueur de 20 à 25, toujours en eau.

[1] Le Codex donne pour l'eau distillée : 5 gram. pour la cuillerée à café, 10 gram. pour la cuillerée à dessert, et 15 gram. pour la cuillerée ordinaire.

[2] On trouvera à la page 33 du Formulaire de Fonssagrives un tableau de tous ces poids.

La verrée du Codex vaut 8 cuillerées ordinaires, soit 120 gram.

Le *dé* contient de $2^{gr},50$ à 3 gram. d'eau. Pour les poudres, c'est très variable, Rappelez-vous simplement qu'il contient $1^{gr},20$ d'ipéca et 0,50 centigr. de sulfate de quinine.

Les *gouttes* sont un très mauvais moyen de dosage. On les considère ordinairement comme représentant 0,05 centigr., ce qui est une erreur. D'abord, déjà pour un même liquide, la valeur des gouttes dépend du compte-gouttes ; ensuite, pour des liquides différents, la goutte varie dans des proportions énormes. Ainsi, il faut 90 gouttes d'éther pour faire le même poids (1 gram.) que 20 gouttes d'eau distillée ou d'eau de laurier-cerise.

Le Codex adopte comme compte-gouttes normal celui qui consiste en un tube de verre terminé par un ajutage à ouverture capillaire, dont le diamètre extérieur doit mesurer exactement 3 millim. Les liquides doivent s'écouler, par ce tube, de leur propre poids et avec régularité.

Avec ce compte-gouttes (auquel le nom de Lebaigue pourrait rester attaché[1]), le gramme d'eau

[1] Catillon; *Bullet. de Thérapeut.*, tom CVI, pag. 296.

distillée à 15° contient exactement vingt gouttes ; celui d'alcoolature d'aconit 53 gouttes ; celui d'ammoniaque liquide officinale 22 ; celui de chloroforme 56 ; celui de perchlorure de fer 20 ; celui de créosote du hêtre 43 ; celui d'éther officinal 90 et de liqueur d'Hoffmann 72 ; celui de glycérine 25 ; celui d'huile de croton 48 ; celui de laudanum de Rousseau 35 et de Sydenham 33 ; celui de liqueur de Fowler au 1/100e 23 ; etc., etc. (Voir les chiffres, pour les autres substances, à la page 4 du Codex.)

Certains auteurs conseillent surtout les flacons compte-gouttes, c'est-à-dire des flacons munis d'un compte-gouttes qui leur sert de bouchon, et voudraient (avec Catillon) que l'on délivrât au malade dans ces petits flacons tous les liquides prescrits par gouttes ; ce qui permettrait non seulement de bien doser, mais encore de signaler nettement à simple vue qu'il s'agit là d'un liquide à prendre par gouttes et non par cuillerées.

La *pincée* (*pugillus* Pug.) pèse 1 à 2 gram. ; la *poignée* (*manipulus* M) vaut 4 pincées, et par suite de 4 à 8 gram. ; la *brassée* (*fasciculus* Fasc.) vaut 12 poignées ou de 50 à 100 gram.

Pour terminer tout ce qui a trait à l'art de prescrire, nous n'avons plus qu'à indiquer la manière de rédiger la *formule* même, qui résume et exprime la prescription.

Fonssagrives émet d'abord le vœu qu'au lieu d'écrire sur un papier quelconque, on ait un modèle imprimé à souche. Cette souche serait utile pour aider la mémoire du médecin à chaque visite; elle préviendrait ou permettrait de réparer certaines erreurs ; elle fixerait la date des prescriptions faites, etc. Il donne le modèle d'un carnet d'où on les extrairait.

Il vaut mieux écrire à l'encre toutes les fois que c'est possible.

En tout cas, il faut que l'écriture soit nette, lisible ; ce qui est à la portée de tout le monde si l'on met à écrire le temps et le soin nécessaires.

Pour éviter le danger de penser une dose et d'en écrire une autre, il faut toujours relire la formule une fois écrite.

Il faut indiquer la dose, soit en toutes lettres, soit en chiffres nets, et mettre toujours l'unité pondérale en toutes lettres.

L'usage est d'exprimer en chiffres arabes les grammes, en chiffres romains les gouttes : on fait précéder le chiffre du mot numéro quand il s'agit d'objets qu'on compte.

Le latin était employé autrefois dans toutes les ordonnances. On peut le conserver dans la médecine des étrangers quand votre prescription peut être soumise à des confrères non français ; on l'emploie aussi pour dissimuler quelques prescriptions anodines (*mica panis*) ou qui effrayent (*atropa belladona*). Pour cette dernière catégorie de substances, il y a certaines locutions admises, comme solution ou granules de dioscoride, diacode, etc.

Nous finirons par quelques conseils pratiques. Il y a deux dangers à éviter surtout, dans vos prescriptions médicales : l'*entraînement* et l'*impatience*.

Ne vous laissez pas entraîner : il ne faut pas vouloir tout prescrire, il faut savoir faire un choix judicieux. Il ne faut pas céder à l'entraînement de la mode dans le choix des médicaments. Il est utile sans doute d'employer un remède tant qu'il guérit, mais il ne faut pas abuser de cela.

Lasègue et Regnauld ont relevé des chiffres curieux au point de vue de l'influence exercée par la mode sur la thérapeutique. Les sangsues débitées annuellement par la Pharmacie centrale se chiffraient par 183,000 en 1820, 1,280,000 en 1836 et 41,500 en 1870[1]. Au contraire, le bromure de potassium monte de 3 (1855) à 730 kilogr. (1875), la morphine de 272 gram. (1855) à 20 kilogr. (1865); l'alcool de 1,000 à 37,000 litres.

Certainement ces chiffres reflètent des exagérations, des entraînements dont il faut se garer quand on institue une médication.

Une fois la médication instituée, méfiez-vous de l'impatience. Le malade est toujours impatient : il voudrait changer de remède tous les jours, il s'irrite si l'effet n'est pas instantané. Le médecin est coupable et dangereux s'il cède à cette impatience ou la partage. Un traitement n'est actif que par la continuité et le temps ; en dehors de cela, il n'y a rien à faire de sérieux, de vraiment médical.

Que de médecins on trouve, quand on voit les malades en consultation, qui ont déjà tout donné

[1] A ceux qui consultent ces chiffres, dit Lasègue, et « dont la mémoire est fidèle, que le temps semblera éloigné où l'administration des hôpitaux craignait de se voir ruinée par l'hirudomanie, où des Landes de Bordeaux au Jardin de la Pharmacie centrale florissait l'hirudiculture, où, enfin, le dépeuplement des marais de la Hongrie menaçait d'abréger la vie moyenne des populations de l'Europe».

et sans avoir rien essayé sérieusement et définitivement ! Ils discréditent ainsi beaucoup de remèdes qu'ils ont quelquefois entassés uniquement en vue de la consultation.

Et à ce sujet il y aurait aussi de bons conseils à vous donner.

Le médecin *traitant* ne doit pas craindre les consultations. Le médecin peu sûr de son diagnostic et de sa thérapeutique les redoute seul, surtout quand (comme cela arrive quelquefois) il ausculte son malade pour la première fois, la veille ou le matin de la consultation. Mais le vrai médecin la recherche ; il la souhaite et souvent la provoque : il y voit un bon moyen de diminuer sa responsabilité et d'augmenter ses lumières.

Le médecin *consultant* doit avoir des relations parfaites de confraternité. Il doit montrer de la fermeté sans faire des concessions qui nuiraient au malade ; mais aussi il doit avoir une absolue correction de forme, alors même qu'il modifie le traitement institué ; on doit dissimuler l'importance de la modification apportée, comme aussi on doit savoir se retirer sans rien changer à la médication déjà instituée si on la trouve convenable.

Il ne faut par-dessus tout jamais essayer de discréditer dans une famille le confrère qui vous a fait appeler, ni même aucun autre confrère. Ne le discréditez jamais dans un but scientifique et encore moins dans un but industriel : ce serait malhonnête, et par suite antimédical.

III.

DES DIVERSES MÉTHODES THÉRAPEUTIQUES ; DE L'ANALYSE CLINIQUE ET DES INDICATIONS EN THÉRAPEUTIQUE [1].

Nous consacrons tous les ans la première leçon du Cours à l'étude d'une question de Thérapeutique générale.

Il y a deux ans, nous avons indiqué les *Rapports de la Thérapeutique avec les autres branches des Sciences médicales*[2]. Nous avons vu que la thérapeutique a sa place à part, spéciale, se servant de toutes les autres sciences, mais ne devant s'inféoder à aucune. Malgré les services nécessaires rendus par la physique, la chimie et l'histoire naturelle, nous avons indiqué les vices des Traités qui, leur donnant une

[1] Ces deux leçons, faites au début du Cours de 1883, viennent d'être publiées dans le *Bulletin général de Thérapeutique*, 1884, tom. CVII, pag. 193.

[2] Voy. plus haut, pag. 7.

part trop essentielle, confondent la thérapeutique avec la matière médicale. Malgré les rapports intimes de l'état sain et de l'état pathologique, nous avons vu aussi que les actions physiologiques sont profondément distinctes des actions thérapeutiques, n'en donnent souvent ni le caractère ni la mesure, et que c'est un grand tort de confondre la thérapeutique avec la toxicologie. Nous avons conclu enfin que la vraie et seule base de la thérapeutique est la clinique, qui doit toujours avoir le dernier mot en pareille matière.

L'an dernier, serrant de plus près le problème posé au lit du malade, nous avons étudié l'*Art de prescrire*[1], montrant la précision et la multiplicité des recommandations nécessaires, indiquant quelques règles à ce sujet. Nous avons dû, en passant, parler des spécialités, critiquer certains systèmes : cela nous a valu quelques horions plus ou moins courtois de certains côtés, mais aussi des encouragements de certains autres.

Nous poursuivons aujourd'hui l'exposé des grandes questions qui doivent dominer un enseignement comme celui-ci, en vous parlant *des diverses*

[1] Voy. plus haut, pag. 61.

Méthodes thérapeutiques, de l'Analyse clinique et des Indications en Thérapeutique.

L'art de poser les indications au lit du malade résume toute la clinique, toute la médecine. Qu'importent la science du diagnostic d'un côté, la science des médicaments de l'autre, si vous ne connaissez pas le trait d'union des deux: l'art de passer de l'un à l'autre par l'indication.

D'instinct, tout le monde sait cela, et en proclame la nécessité; mais, au fond, beaucoup l'ignorent.

On le voit à vos examens. Vous savez souvent la symptomatologie d'une maladie; vous savez, d'autre part, l'histoire naturelle et physiologique des médicaments employés dans cette maladie. Mais vous restez muets quand il faut faire autre chose que la nomenclature de ces médicaments, quand il faut tirer de la maladie et surtout du malade les diverses indications par lesquelles vous arrivez à justifier l'emploi des remèdes.

Et au delà de l'École, que de médecins sont encore dans la même situation! que de praticiens droguent presque au hasard, sans faire précéder leur prescription d'une analyse clinique rigoureuse!

Même chez les Maîtres, chez ceux qui écrivent, qui parlent, qui jugent, combien oublient l'art de poser les indications. Dans des discussions récentes, nous avons vu des hommes éminents systématiser encore, parler du traitement absolu de telle ou telle maladie ; un petit nombre comprend bien les indications et l'art de les poser.

C'est donc là une étude capitale, indispensable pour vous permettre de mettre en ordre les études thérapeutiques proprement dites qui font l'objet de cet enseignement.

Il faut d'abord bien comprendre la position même du problème.

En thérapeutique, nous étudions les individualités médicamenteuses. Nous prenons, par exemple, l'opium, nous indiquons ses propriétés naturelles, ses actions physiologiques, et nous groupons ensemble les divers cas pathologiques dans lesquels il peut être prescrit. Nous allons du médicament au malade.

En clinique, il faut faire l'inverse et aller du malade au médicament. Étant donné un sujet pathologique, il faut trouver le médicament à lui ordonner pour le guérir.

Voilà le problème : passer de la thérapeutique, science des médicaments, à la clinique, science de les appliquer.

Pour atteindre ce but, on a proposé divers procédés, diverses méthodes que nous devons passer rapidement en revue pour conclure à la seule méthode vraie pour nous : l'analyse clinique, la méthode des indications. Pour nous, c'est en effet là la seule méthode ; il faut éliminer les autres systèmes pour démontrer cette proposition.

Il y a d'abord une série d'écoles que C. Paul[1] appelle *méthodistes,* qui comprennent tous les *systématiques,* tous ceux qui veulent faire de la thérapeutique d'après un *à priori* théorique.

L'ancêtre le plus ancien de ces écoles est Themison, qui ramenait tout, en physiologie et en pathologie, au *strictum* et au *laxum* avec un peu de *mixtum.* Il proclame le *contraria contrariis curantur,* et alors il n'y a que deux espèces de médicaments à appliquer : ceux qui resserrent, contre le *laxum,* et ceux qui relâchent, contre le *strictum.*

Nous retrouvons, dix-huit siècles plus tard, la même dichotomie théorique chez Brown, pour

[1] Voir C. Paul ; *Traité des Maladies du Cœur,* 1883.

qui tout est *sthénique* ou *asthénique*; d'où deux sortes de médicaments : les stimulants et les hyposthénisants. En fait, il ne trouve presque toujours que de l'asthénie : d'où le règne absolu des stimulants (alcool).

Le système de Rasori est le même : le *stimulus* remplace la sthénie et le *contro-stimulus* l'asthénie. Seulement, il trouve partout du stimulus au lieu d'asthénie, et alors il donne à tous des contre-stimulants (tartre stibié) ; c'est, comme on l'a dit, le brownisme retourné.

De là encore procède Broussais, pour qui tout est irritation et inflammation, et qui, par suite, combat tout par les antiphlogistiques (émissions sanguines).

Remarquez combien tous ces systèmes facilitent l'œuvre du médecin : ils suppriment, pour ainsi dire, le problème, posé plus haut, des difficultés au lit du malade. Malheureusement, ce n'est pas aussi simple dans la nature. Je vous ai déjà recommandé souvent de vous méfier de tous ceux qui rendent la médecine trop facile : c'est ici plus vrai que partout ailleurs. Vous verrez que notre système est bien plus compliqué et plus difficile; mais je le crois plus vrai.

Il faut placer encore dans les systématiques : Hahnemann et les homœopathes, qui proclament le *similia similibus* avec le même absolu que Themison le *contraria contrariis*. Je ne puis pas entreprendre ici la réfutation de cette doctrine ; je veux seulement l'indiquer comme système, c'est-à-dire comme quelque chose d'absolu et d'anticlinique.

Enfin, dans les mêmes écoles systématiques sont encore certains thérapeutistes contemporains (G. Sée, Gubler et d'autres) qui exagèrent l'expérimentation sur les animaux et veulent déduire toute la thérapeutique des actions physiologiques. Je n'ai pas à revenir sur la réfutation, faite il y a deux ans[1], de cette erreur. Je tiens seulement à indiquer que c'est encore là un système qui ne résout pas le problème posé plus haut : il veut toujours, comme les précédents, aller du médicament au malade, tandis qu'il faut aller du malade au médicament.

La vraie méthode thérapeutique prend donc la clinique pour base et pas seulement pour aboutissant. Nous trouvons maintenant une série d'écoles,

[1] Voy. plus haut, pag. 36

que C. Paul appelle *empiriques*, qui ont compris ce principe, et ont mis l'observation clinique à la base de la thérapeutique.

Hippocrate est l'illustre ancêtre et le véritable initiateur de cette grande méthode clinique, qui ne cherche plus, comme toutes les autres, à faire lutter le remède contre les symptômes ou même contre la maladie par le *contraria contrariis* ou le *similia similibus*, qui ne fait plus abstraction de l'être vivant ; qui croit, au contraire, que la clef du problème est là : dans la contemplation et la connaissance de l'être vivant, sain ou malade ; c'est lui qui réalise la maladie, et c'est lui qui, spontanément ou aidé par nos remèdes, réalisera la guérison.

Voilà la conception magistrale qui confond les écoles cliniques vraies avec les écoles vitalistes.

Si vous n'admettez pas ce principe vitaliste, les toxicologistes et les systématiques ont raison : étudiez les médicaments *in vitro*, et vous pourrez déduire de cette étude leurs actions thérapeutiques. Si, au contraire, tout est dans la vie et par la vie, vous n'arriverez à rien que par l'observation attentive de cette vie elle-même.

Et alors l'observation attentive de l'état physiologique et de l'état pathologique, la connaissance approfondie de la marche naturelle des maladies, l'analyse complète de l'état de chaque malade, sont la condition fondamentale et la base de cette grande école qui commence à Hippocrate et qui finit à Barthez, dont vous connaissez bien les méthodes thérapeutiques, classiques à juste titre dans notre École.

Il me paraît nécessaire cependant de vous exposer avec soin la classification de Barthez, parce que c'est la première vraie solution du problème posé plus haut, la première codification des méthodes thérapeutiques, et parce que je devrai, à la suite de cette exposition, vous proposer certaines modifications de classement qui me paraissent indispensables pour donner à l'analyse clinique la prééminence qu'elle doit avoir et que Barthez semble lui refuser.

Pour Barthez, en effet, la méthode analytique est une des méthodes thérapeutiques s'appliquant à certains cas, tandis que d'autres cas exigent les méthodes naturelles ou empiriques. Pour moi, il n'en est pas ainsi : la méthode analytique est la seule *méthode*, toujours applicable, toujours nécessaire au début. Ce qu'on appelle les méthodes naturelles, perturbatrices, imitatrices, spécifiques, ne sont ensuite que des *procédés* entre lesquels on peut choisir, une fois l'analyse élémentaire faite.

Pour étayer cette discussion, il faut d'abord bien connaître Barthez. Pour lui, il y a trois méthodes : *naturelles*, *analytiques*, et *empiriques* [1].

I. Les méthodes *naturelles* ont pour effet direct, dit-il, « de préparer, de faciliter et de fortifier les mouvements spontanés de la nature, qui tendent à opérer la guérison de cette maladie. Ces méthodes sont généralement indiquées dans les maladies où la nature a une tendance manifeste à affecter une marche réglée et salutaire ».

Vous avez un exemple bien simple de cette méthode de traitement dans la rougeole bénigne ou dans la pneumonie régulière. Vous savez que ces maladies guérissent spontanément ; alors vous vous contentez de les surveiller.

Il y a une notion fondamentale, nécessaire pour justifier ces méhodes : c'est celle de la faculté médicatrice. Il faut admettre que si, dans toutes les maladies, il y a une faculté médicatrice, dans certaines rien n'obscurcit et ne gêne cette faculté dans

[1] Voir Jaumes ; *Traité de Pathol. et de Thérap. génér.*

son développement, et alors il ne faut pas perturber les événements par une thérapeutique intempestive.

La médication expectante est donc une première variété ou application des méthodes naturelles. Il ne faut pas confondre l'expectation avec l'inaction. Si c'était l'inaction, ce ne serait pas une méthode thérapeutique, une médication. Mais il y a toujours le régime, l'hygiène à prescrire, et puis, surtout, une grande et attentive surveillance à exercer; ce qui fait qu'il faut être médecin pour pratiquer l'expectation ; on peut même dire qu'il faut un médecin plus instruit que pour d'autres méthodes thérapeutiques.

L'expectation n'est pas la seule méthode naturelle. Barthez parle de préparer, faciliter, fortifier les mouvements spontanés de la nature. Il y a donc une méthode naturelle agissante.

Ainsi, pendant l'invasion d'une fièvre éruptive, les tendances de la nature peuvent être bonnes, mais insuffisantes ; vous les aidez alors activement: l'acétate d'ammoniaque, les sinapismes, les stimulants et les sudorifiques constituent une méthode naturelle essentiellement agissante. Vous appliquerez encore la même méthode quand, au septième ou au neuvième jour d'une pneumonie, une crise s'annoncera, mais aura besoin d'être activement facilitée.

Jaumes fait encore rentrer dans la même catégorie certains procédés chirurgicaux. Ainsi, un bandage unissant pour une plaie, un appareil contentif pour une fracture, sont des auxiliaires physiques pour aider la nature. Il en est de même de l'extraction de corps étrangers, l'enlèvement d'une eschare, l'ouverture d'un abcès, quoique dans ces cas il y ait aussi méthode imitatrice des procédés naturels.

La méthode naturelle est très importante et très souvent employée en clinique. Malgré les impatiences du malade ou de son entourage, il ne faut jamais changer brutalement le sens des mouvements naturels sans motifs sérieux.

Nous laissons la méthode *analytique*, pour l'étudier en dernier lieu.

II. Les méthodes *empiriques* sont les méthodes basées sur ce que l'expérience clinique a révélé dans des cas semblables. Dans ces méthodes de traitement d'une maladie, dit Barthez, « on s'attache directement à en changer la forme entière par des remèdes qu'indique le raisonnement fondé sur l'expérience de leur utilité dans des cas analogues. Ces méthodes conviennent surtout aux maladies où l'on a lieu de craindre que les mouvements spontanés de la nature ne soient impuissants pour opérer la guérison... il est absolument nécessaire d'y avoir recours dans ces maladies que la nature seule ne guérit point, comme sont la fièvre intermittente maligne et la maladie vénérienne portée à un haut degré ».

Cela posé, Barthez distingue trois méthodes empiriques : une vaguement perturbatrice, une imitatrice, une spécifique.

A. Les méthodes *vaguement perturbatrices* « tendent à substituer aux affections constitutives d'une maladie d'autres affections fortes qui peuvent les dissiper ». Barthez lui-même cite comme bon exemple de cette méthode la pratique de Sydenham et de Boerhaave combattant la fièvre intermittente opiniâtre d'automne en excitant à la fois les sueurs et les déjections un peu avant le temps d'apparition de la fièvre. Aujourd'hui, un vomitif est fréquemment employé dans le même but et peut suffire à guérir une fièvre de printemps. Le tartre stibié agit de la même manière dans la chorée.

Le mécanisme d'action de la méthode perturbatrice revient à une substitution ou à une distraction de forces. On utilise la tendance de la vie à l'unité, ce qui fait que la maladie provoquée remplace la maladie naturelle, la fait disparaître, et est elle-même ensuite fugitive. Ce sont les médicaments nosopoiétiques de Fonssagrives. C'est un peu ce que l'on fait chez une hystérique quand, avec un aimant, on provoque, par transfert ou autrement, des phénomènes nerveux artificiels qui se substituent aux naturels, les font disparaître et disparaissent ensuite eux-mêmes plus ou moins facilement.

Il y a, du reste, diverses variétés de perturbations.

a. La *jugulation* des maladies aiguës constitue une première espèce. Un moyen de l'obtenir est, par exemple, l'exténuation du sujet par des saignées copieuses ou coup sur coup au début de l'affection. D'autres essayent la jugulation par les médicaments.

Nous avons critiqué, l'an dernier[1], l'abus de la jugulation fait par les dosimètres; nous considérons

[1] Voy. plus haut pag. 101.

comme une erreur clinique d'ériger la jugulation en principe. Mais nous ne condamnons pas pour cela d'une manière absolue cette méthode pour tous les cas. On n'admet plus guère ces émissions sanguines jugulatrices que Lordat avait appelées le « knout de la thérapeutique » (parce qu'elles terrassent le coupable sans le corriger, sans supprimer le vice initial) ; mais on peut faire certaines jugulations, comme celle que l'on obtient dans la fièvre intermittente par le vomitif cité plus haut.

b. La *métasyncrise* est une perturbation atténuée. Ce vieux mot, emprunté aux méthodistes, signifie l'action de rétablir dans leur situation normale les atomes déviés par la maladie. On agit ainsi quand l'opium, la belladone, donnés à hautes doses, ne doivent plus agir seulement comme narcotiques, mais véritablement, par intoxication.

c. La *perturbation* proprement dite est le plus haut degré de la métasyncrise ; nous en avons déjà donné des exemples.

Ces méthodes peuvent employer les moyens pharmacologiques ou hygiéniques. Les médicaments modifient beaucoup et souvent l'hygiène suffit.

La métasyncrise peut être aiguë ou chronique

suivant qu'elle s'adresse à une maladie aiguë ou chronique ; dans ce dernier cas, l'emploi des altérants longtemps continués dans une diathèse, par exemple, appartient à cette méthode.

Elle peut enfin être générale ou locale. Tous les exemples déjà donnés appartiennent à la perturbation générale. La perturbation locale est, à proprement parler, ce que nous appelons la substitution : toutes les cautérisations destinées à substituer une inflammation artificielle simple à une inflammation virulente spécifique, rentrent dans ces méthodes, dont vous comprenez ainsi l'étendue et l'importance.

Remarquons en dernier lieu qu'il faut bien distinguer cette action métasyncritique d'un médicament de son action directe sur un élément à combattre. Ainsi, l'opium, luttant contre l'élément insomnie et produisant le sommeil, n'est pas métasyncritique ; ce même opium agit au contraire métasyncritiquement quand il perturbe un organisme névrosique par l'assoupissement profond dans lequel il le jette.

B. Les méthodes *imitatives* « tendent à déterminer la nature du malade à des mouvements de fièvre ou autres, conformes à ceux par lesquels la nature humaine guérit souvent des maladies semblables ».

Ce n'est pas là une méthode naturelle : on n'aide pas la nature ; on provoque artificiellement, de toutes pièces, une solution que la nature a réalisée dans d'autres cas, mais vers laquelle, dans le cas actuel, elle n'avait aucune tendance. Ainsi, aider une crise sudorale, s'il y a déjà une tendance à ce mouvement, appartient aux méthodes naturelles ; provoquer cette même crise, s'il n'y a pas de tendance spontanée, mais parce qu'on a vu cela réussir chez d'autres malades analogues, appartient aux méthodes imitatives.

Les provocations de suppurations, d'hémorrhagies, d'évacuations, sont des exemples de cette même méthode.

Un grand nombre d'opérations chirurgicales (peut-être toutes) sont encore l'imitation de la nature. Elles rentrent dans les méthodes naturelles si elles réalisent une chose qui se préparait ; elles rentrent dans les méthodes imitatives si la chose ne devait pas se réaliser spontanément. L'oblitération d'une artère anévrismale, l'extirpation d'une tumeur, une amputation, etc., appartiennent aux méthodes imitatives.

C. La définition des méthodes *spécifiques* de Barthez est peu satisfaisante, parce qu'elle répète le mot même à définir. Ce sont, dit-il, « celles où l'on emploie dans la maladie des remèdes ou des procédés dont l'expérience a fait connaître et confirmé l'utilité spécifique pour détruire ces maladies ».

La méthode n'est caractérisée que par la nature particulière des remèdes qu'elle emploie ; il faut donc comprendre la spécificité des médicaments.

La spécificité en général est difficile à définir, et nous n'avons pas à le chercher ici. Mais deux grands caractères font partie essentielle de cette notion : l'individualité puissante du médicament et le mystère de son action. Les médicaments spécifiques sont des substances douées d'une grande puissance d'action et ayant une action anti-affectionnelle.

Beaucoup d'auteurs nient les spécifiques. Nous avons vu, il y a deux ans[1], qu'il faut les admettre. Ils sont en petit nombre ; mais, n'y eût-il que la quinine et le mercure, il faudrait conserver le groupe. Il existe donc une médication spécifique.

C'est l'empirisme qui a toujours montré la va-

[1] Voy. plus haut, pag. 41.

leur des spécifiques, et leur action, à ce point de vue, est absolument distincte des actions physiologiques et des autres actions thérapeutiques de la même substance. Ainsi, les propriétés toniques du quinquina n'expliquent pas son action antipyrétique et encore moins son action antipaludéenne, pas plus que l'action sialagogue du mercure n'explique son action antisyphilitique.

L'action thérapeutique spécifique est liée si intimement à l'idée morbide correspondante que l'emploi de ces médicaments ou plutôt leur succès dans un cas donné sert souvent au diagnostic. C'est de ce groupe thérapeutique qu'on peut dire : *Naturam morborum curationes ostendunt.*

Nous ne faisons pas ici de subdivision, parce qu'il n'y a pas de spécifiques chirurgicaux : ils sont tous pharmacologiques, et encore sont-ils peu nombreux.

III. Nous n'avons pas encore parlé de la méthode *analytique* de Barthez, non que nous la délaissions, mais parce que, au contraire, nous voulons la placer à un rang absolument prééminent et à part des autres.

« Les méthodes analytiques de traitement d'une

maladie, dit Barthez, sont celles où, après l'avoir décomposée dans les affections essentielles dont elle est le produit ou dans des maladies plus simples qui s'y compliquent, on attaque directement ces éléments par des moyens proportionnels à leurs rapports de force et d'influence. »

Il montre ensuite qu'il faut ainsi, non seulement déterminer les éléments de la maladie et les indications correspondantes, mais encore les hiérarchiser. « Ainsi, ajoute-t-il, dans la formation de chacune de ces méthodes analytiques, il est essentiel de bien distinguer (ce qu'on n'a pas fait convenablement jusqu'ici) l'ordre d'importance relative des éléments de la maladie compliquée et l'ordre des temps d'exécution des parties de cette méthode. »

Voilà une méthode féconde dont les exemples suivants feront ressortir l'importance. Ainsi, dans certaines pleuropneumonies il faudra souvent séparer l'élément douleur, l'élément lésion, quelquefois l'élément paludéen ou autre. Et alors chacun de ces éléments peut faire indication ; et l'opium devra précéder le vésicatoire, que la quinine rendra seule complètement efficace. De même, dans une maladie du cœur (pour citer une maladie chronique), le traitement ne sera possible que par l'analyse : chacun des éléments (lésion, hydropisie, état des forces, etc.) formant des indications que vous devrez remplir en les hiérarchisant.

Cette méthode de Barthez est donc capitale. Mais je ne comprends pas qu'il la mette à côté des autres. D'après le tableau de Barthez (que nous reproduisons ici) et d'après les classiques qui l'ont suivi, on devrait, au lit du malade, choisir entre les méthodes naturelles, analytiques ou empiriques. Or, il n'en est rien.

Méthodes thérapeutiques de Barthez.

1. Méthodes naturelles ;
2. Méthodes analytiques ;
3. Méthodes empiriques
   - *A.* Vaguement perturbatrices ;
   - *B.* Imitatives ;
   - *C.* Spécifiques.

Dans l'exemple de la pleuropneumonie cité tout à l'heure, on commençait par la méthode analytique ; mais ensuite, une fois l'analyse faite, on combattait les divers éléments trouvés par d'autres méthodes : la lésion par la méthode naturelle, par exemple, l'impaludisme par la méthode spécifique, etc.

Il ne faut donc pas, à mon sens, mettre ces trois méthodes sur le même pied. La méthode analytique est à part, ou, pour mieux dire, c'est la seule méthode primordiale. Le reste constitue des procédés, des médications variées pour remplir les indications posées grâce à la méthode analytique.

La méthode analytique est, en d'autres termes, la seule méthode pour *poser* les indications ; les médications naturelles ou empiriques sont les méthodes pour les *remplir*.

Il ne faudrait pas croire, en effet, que l'analyse clinique ne doit s'appliquer qu'aux cas compliqués. Un bon médecin doit la faire dans tous les cas, même chez certains sujets pour lesquels un élément unique fait indication. C'est par l'analyse seule que vous pourrez conclure que dans une fièvre intermittente l'élément paludéen domine tellement qu'il faut prescrire le sulfate de quinine d'emblée et seul ; et encore y a-t-il en général des éléments accessoires, comme l'état des forces, l'état du tube digestif, etc., dont il faut en même temps s'occuper, ne fût-ce que par les prescriptions alimentaires, le choix du sel de quinine, son mode d'administration, etc.

Aucune maladie n'est, par définition, justiciable

d'un seul traitement, pas même la syphilis ou l'impaludisme (quoique nous admettions les spécifiques). Dans chaque cas donné, il faut toujours voir, par l'analyse sévère du malade, si les éléments faisant indication sont simples ou multiples et quels ils sont. Cela fait, on recherche les modes thérapeutiques que l'on doit employer pour remplir ces indications. Et enfin (c'est le troisième temps) on détermine les agents thérapeutiques susceptibles d'atteindre le but désiré.

Ces trois temps sont indispensables à la bonne solution du problème thérapeutique, tel qu'il se pose au lit du malade: 1° analyse : détermination des éléments faisant indication; 2° détermination du mode thérapeutique, de la médication à employer; 3° détermination des agents thérapeutiques eux-mêmes.

Donc, les méthodes thérapeutiques ne doivent plus être écrites à côté et sur le même pied, comme le faisait Barthez dans le tableau cité plus haut, mais en subordonnant toutes les autres méthodes thérapeutiques à l'analyse clinique, comme nous le faisons dans le tableau suivant, qui résume tout ce que nous venons de dire.

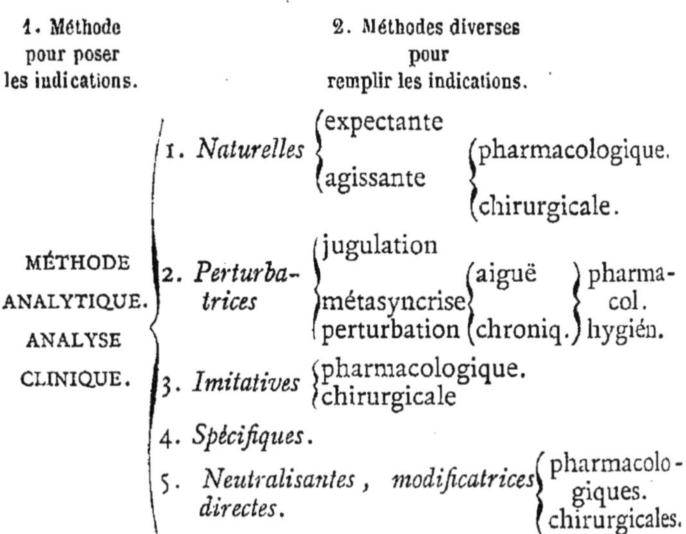

*L'*ANALYSE CLINIQUE *fait poser les* INDICATIONS ; *l'*INDICATION *suggère la méthode (médication)* ; *la* MÉTHODE *suggère l'*AGENT.

On remarquera seulement que nous avons cru devoir compléter ce tableau en y ajoutant une autre méthode, non mentionnée expressément par Barthez et qui nous paraît irréductible aux précédents : la méthode neutralisante modificatrice directe.

Il y a en effet des éléments que l'on peut combattre directement, autrement que par imitation ou perturbation. Ainsi, l'opium combat directement l'élément douleur, comme les antidotes combattent directement certains éléments étiologiques.

Cette méthode se rapproche de la méthode spécifique ; mais, dans cette dernière, il y a le double caractère de grande puissance anti-affectionnelle et de mystère d'action qui la sépare complètement.

De plus, nous avons supprimé le titre commun d'*empiriques* aux trois méthodes perturbatrices, imitatives et spécifiques, parce que la thérapeutique tout entière, étant basée sur la clinique, est donc, à ce point de vue, empirique dans son origine ; il n'y a rien là qui soit propre à ces trois méthodes.

Nous admettons donc cinq méthodes thérapeutiques : naturelles, perturbatrices, imitatives, spécifiques et neutralisantes ou modificatrices directes.

Divers médicaments, ou mieux divers agents ou procédés thérapeutiques, peuvent être, suivant les cas, prescrits en application de telle ou telle de ces méthodes. Ainsi, un sudorifique sera employé: suivant la méthode naturelle, quand on voudra faciliter l'évolution d'un accès de fièvre commencé ; suivant la méthode perturbatrice, quand on voudra juguler une affection catarrhale au début ; suivant la méthode imitative, quand on voudra combattre un état de concentration fluxionnaire, comme au début des maladies aiguës. De même encore, un vésicatoire pourra perturber, imiter la nature ou modifier directement l'état local, suivant les cas.

Mais avant d'employer une quelconque de ces méthodes, de se décider pour une d'elles, il faut avoir posé les indications, déterminé les éléments de la maladie. C'est là l'objet de l'analyse clinique, qui est par conséquent la méthode thérapeutique prééminente et primordiale.

Il faut donc avant tout que le médecin sache bien faire cette analyse clinique et poser ses indications. Nous devons exposer maintenant les règles relatives à cette première partie fondamentale du problème thérapeutique.

Qu'entend-on par *indications ?*

Agendi insinuatio, disait Galien. C'est ce qui détermine le praticien à faire telle prescription. *Omnis medendi methodus per indicationem fit*[1]. C'est là une définition bien vague, car on a toujours des motifs pour agir : l'indication ne serait que ce motif.

Les vitalistes complètent la pensée en la précisant. Quand on agit à tort, si l'on saigne à blanc

[1] Voir encore Jaumes, *Pathol. génér.*

un anémique, on a bien un motif ; seulement le motif est mauvais : il n'y a pas indication. Donc, l'indication insinue à agir dans un sens favorable au malade. Or la guérison, le soulagement, est la conséquence de l'action de l'organisme, l'œuvre de l'être vivant. Il faut donc bien connaître chez chacun ce qu'il faut faire pour aider cette faculté médicatrice dans ses opérations qui produisent la guérison. D'où cette définition de Jaumes : L'indication est la détermination des besoins actuels de la faculté médicatrice.

C'est là une définition vitaliste qui fera peut-être sourire, mais qui est scientifiquement très vraie et cliniquement très utile. Elle a, entre autres, le très grand avantage de justifier l'idée, bien admise par les contemporains, que le meilleur moyen de perfectionner l'art de poser les indications, c'est de bien étudier l'histoire naturelle, clinique, des maladies et de leur évolution.

Cela posé, chaque sujet d'indication méritant d'être étudié à part a reçu le nom d'*élément*. L'analyse clinique a pour but de déterminer les éléments dans chaque cas donné.

Les éléments thérapeutiques sont de deux ordres :

les uns sont dans les faits qui, précédant la maladie ou lui étant extérieurs, ont contribué à former la maladie, souvent l'entretiennent ou la modifient dans sa marche, sa forme, son évolution ; les autres sont dans la maladie elle-même.

Les premiers sont les éléments *étiologiques*, les seconds les éléments *morbides*.

1° L'*élément étiologique* est placé en dehors de la maladie, mais pas nécessairement en dehors de l'individu. D'où cette division : éléments pris dans le sujet malade, éléments pris en dehors de lui.

a. *Dans l'individu*, nous trouvons tout d'abord les causes *provocatrices morales*, qui jouent un rôle considérable, qu'il faut alors faire disparaître à tout prix. C'est une indication de premier ordre. Son importance varie suivant que la cause persiste et entretient la maladie, ou a seulement donné l'élan à sa production. Ainsi, une frayeur provoque l'explosion d'une chorée ou d'une paralysie agitante ; la névrose survit à la secousse, et c'est là un élément étiologique peu important. Mais des chagrins domestiques permanents causent et entretiennent une hystérie : il est très important pour le médecin de bien analyser la chose ; c'est une indication capitale, qu'il découvrira s'il a du tact, et qu'il pourra quelquefois remplir.

L'*hérédité* rentre encore dans cette catégorie d'éléments, quand elle transmet une simple prédisposition. Les diathèses, les maladies confirmées, transmises héréditairement, ne sont plus des éléments morbides. Si la maladie vraie des parents n'est pas assez forte pour produire la même maladie complète chez les enfants, elle suffit souvent à leur donner une prédisposition plus ou moins puissante. C'est ainsi que la syphilis ou la tuberculose du père pourra, sans développer la maladie même, créer une prédisposition héréditaire que vous devrez combattre par l'hygiène et souvent même par la thérapeutique.

Cette prédisposition peut être générale ou locale. Héréditairement, le sujet peut être exposé à une maladie générale ou avoir reçu un organe particulièrement faible.

Cette prédisposition peut aussi être *acquise*. Les maladies antérieures du sujet peuvent jouer le rôle de causes pour la maladie actuelle, constituer un élément étiologique, d'importance variable suivant le cas, mais toujours notable. D'où la nécessité de toujours interroger soigneusement toute l'*histoire pathologique* de l'individu. C'est là une source capitale d'indication. C'est ainsi que la connaissance de bronchites antérieures devra inspirer plus de rapidité et plus d'intensité dans le choix des moyens à employer pour le traitement d'une bronchite actuelle.

Ces éléments étiologiques doivent être recherchés, non seulement dans l'histoire pathologique de l'individu, mais aussi dans son *histoire physiologique* tout entière. Et ici se place la considération de l'*âge*, du *sexe*, du *tempérament*, de la *constitution*, de la *profession*, du *genre de vie*, des *excès*, des *habitudes*, etc.

Notez que, pour intervenir utilement dans le problème thérapeutique, l'élément étiologique n'a pas besoin de causer à lui seul toute la maladie. Il suffit qu'il intervienne dans la production de la maladie, ou qu'il contribue à en modifier la forme ou la localisation. C'est ainsi que l'âge ou le tempérament ne produisent pas de toutes pièces une maladie, mais jouent un rôle dans son développement, lui impriment un certain cachet, et, à ce titre, font souvent indication ; l'indication à son tour, pouvant être plus ou moins importante, entraîner un médicament spécial, ou faire seulement modifier la forme ou la dose de ce médicament.

L'âge d'un sujet, par exemple, fera varier la dose d'un médicament. Comparez notamment à ce point de vue l'opium et la belladone. Le sexe, le tempérament, la constitution, agissent de la même manière. Les habitudes sociales et professionnelles, avec les intoxications auxquelles elles exposent parfois ou les mauvaises règles hygiéniques qu'elles font suivre, influent sur le développement de la maladie et, par suite, font indication. Les gens de bureau ne doivent pas être traités comme les gens de la campagne. Aux habitudes se rapportent les excès dont la connaissance est capitale et qui fournissent une indication de premier ordre. A la vie physiologique se rattache la prise en considération des fonctions physiologiques correspondant aux phases successives de l'évolution du sujet : dentition, croissance, puberté, ménopause, grossesse, etc.

Voilà une série d'éléments étiologiques qu'il faut toujours soigneusement établir dans un cas donné et que nous résumerons d'un seul mot : les indications se tirent, à ce point de vue, de l'histoire entière, scientifiquement approfondie, de l'individu, avant et après sa naissance, à l'état physiologique et à l'état pathologique.

b. Les causes *extérieures à l'individu* fournissent des indications d'importance variable.

Il y a le groupe des maladies dites *dépendantes*, dans lequelles l'indication première est dans la provocation. Ainsi, dans un empoisonnement récent, la première indication est d'éliminer ou de neutraliser le *poison* : voilà un type d'indication causale dans toute sa puissance. Certains traumatismes indiquent une intervention immédiate, qui fera tout disparaître en supprimant la cause : les luxations, les hémorrhagies, les corps étrangers, par exemple. Dans les maladies vraiment parasitaires, une indication du même ordre se présente et sera capitale toutes les fois que le parasite n'aura pas provoqué par sa présence une véritable affection indépendante : ainsi, pour le ténia, il y a indication primordiale à l'expulsion du parasite, cause de tout.

D'autres fois, au contraire, la cause a provoqué l'organisme, et la maladie réalisée s'est émancipée de sa cause. Alors l'indication étiologique est moins importante. Elle existe cependant encore quand la persistance de la cause entretient la maladie et la développe. C'est là-dessus que sont basées les médications antiparasitaires contemporaines.

Si la fièvre typhoïde et les autres maladies infectieuses sont produites par un parasite, ce n'est pas en tout cas un parasite qui se comporte comme le ténia : la maladie développée est une vraie affection. Donc l'indication d'expulser n'est pas la seule. Mais cependant l'indication de combattre la cause existe, parce que la permanence du microbe dans l'organisme continue à lui nuire. De même, si un poison a déjà déterminé une inflammation, vous ne ferez pas tout disparaître en neutralisant ce poison ; cependant vous ferez une œuvre utile pour empêcher le progrès du mal. C'est encore de la même manière qu'agira l'expatriation chez un paludéen, déjà assez imprégné cependant pour avoir besoin aussi du sulfate de quinine.

Dans un troisième groupe de faits, la cause a agi, mais n'est plus présente au moment où vous visitez le malade ; alors elle ne fournit plus d'indication causale curative. Ainsi, dans la pneumonie causée par le froid, ou dans les lésions produites par un coup de sabre, vous ne pouvez rien contre le froid ou contre le coup de sabre, dont vous ne trouvez plus que les effets.

Mais, dans tous les cas, l'élément étiologique, quel qu'il soit, donne encore un autre ordre d'indication : l'indication prophylactique. Il faut fuir le froid pour éviter la pneumonie et ne plus manger de porc ladre pour ne pas contracter de nouveau le ténia. Toute la prophylaxie est basée sur l'indication causale, sur l'élément étiologique.

Pour terminer l'étude des éléments étiologiques, je ferai remarquer que là rentre la considération très utile du milieu. La notion de la constitution médicale régnante, du génie épidémique actuel, est une source fréquente d'indications capitales.

Sachant que vous pratiquez dans un milieu à effluves ou à miasmes, que telle épidémie règne actuellement, et surtout que l'épidémie actuelle revêt tel ou tel caractère, vous traiterez différemment. L'air, les eaux et les lieux restent donc des éléments importants, des sources d'indications majeures, qu'il ne faut jamais négliger.

2. Les *éléments morbides* sont ceux qui font partie de la maladie elle-même.

On a beaucoup discuté sur la définition des éléments. Il suffit de savoir, comme nous l'avons dit plus haut, que l'on peut considérer comme éléments dans une maladie tout ce qui, dans cette maladie, est source d'indications.

Nous ne dissertons donc pas sur les éléments et, restant sur le terrain clinique, nous en reconnaîtrons de deux espèces : les éléments *état morbide* et les éléments *acte morbide*.

A. *Éléments état morbide* (*affection*). — La distinction de l'état morbide et des actes morbides s'impose absolument en clinique et en thérapeutique. En présence d'une bronchite ou d'une chorée, il faut savoir distinguer derrière cette bronchite ou cette chorée, commune à plusieurs individus, l'état morbide fondamental, qui, pour la bronchite, sera la tuberculose chez l'un et l'affection catarrhale chez l'autre ; pour la chorée, un rhumatisme chez l'un et une scrofule chez l'autre.

Les progrès incessants de l'anatomie pathologique montrent de plus en plus la communauté, la banalité des lésions, la nécessité de rechercher derrière elles une nature nosologique particulière qui empêche de confondre cliniquement l'adénite syphilitique et l'adénite scrofuleuse. De même pour les névroses : ce que la plupart des médecins admettent pour la chorée, il faut aussi l'admettre pour l'angine de poitrine, l'hystérie, etc.

Donc, dans toute maladie, il faut soigneusement

distinguer l'état morbide (affection) derrière les actes morbides.

Cela posé, cette affection est évidemment un élément simple, irréductible à autre chose ; c'est une source importante d'indications. Ce principe est nié par toute l'école physiologique, qui ne veut combattre que le symptôme ou la lésion. J'ai déjà essayé de réfuter cette erreur il y a deux ans[1]. Le seul fait de la quinine et du mercure renverse cette manière de voir. Il est impossible d'expliquer l'action antipaludéenne de la quinine par une action antipyrétique banale : une névralgie paludéenne apyrétique est mieux guérie par la quinine que la fièvre intermittente ne l'est par la digitale. De même, le pouvoir simplement résolutit du mercure n'explique nullement son action antisyphilitique.

Donc, les affections font indication, puisqu'il y a un groupe capital de médicaments indiqué de cette manière. Du reste, il ne faut pas ramener tous les anti-affectionnels aux spécifiques. Certains médicaments s'adressent à l'état morbide sans avoir contre lui l'efficacité mystérieuse et toute-

[1] Voy. plus haut, pag. 40.

puissante d'un spécifique : tels sont les sulfureux dans le rhumatisme et les arsenicaux dans l'herpétisme. L'infaillibilité d'action n'est pas nécessaire pour faire admettre un médicament ; la digitale est un excellent médicament cardiaque, de l'aveu de tous, et cependant son action est contingente.

Donc l'état morbide est une source d'indications alors même qu'à cet état morbide ne correspondent pas des médicaments spécifiques, mais seulement des médicaments spéciaux. De plus, une fois que l'affection est reconnue et bien établie comme élément, cette source d'indications peut être combattue par les diverses méthodes énumérées dans le tableau donné plus haut.

Ainsi, si vous avez reconnu une affection catarrhale derrière une bronchite, vous savez que cette affection peut guérir seule : vous la traitez par la méthode naturelle. Derrière une autre bronchite vous trouvez de l'herpétisme ; vous savez que les manifestations viscérales de cette diathèse peuvent guérir par une localisation cutanée : vous la traiterez ainsi par la méthode imitative. Si vous diagnostiquez une affection rhumatismale, vous pouvez traiter cette même bronchite par la méthode perturbatrice chronique : altérants. Si c'est l'impaludisme, vous employez la méthode spécifique. Enfin, si la bronchite était toxique, vous pourriez quelquefois la combattre par la méthode neutralisante directe.

Vous voyez la variété des méthodes par lesquelles on peut remplir l'indication affectionnelle, et vous voyez par là combien il faut se garder de confondre (comme on le fait trop souvent) cette indication avec l'indication causale. La cause, on l'écarte ou on la neutralise : c'est un élément étranger à la maladie. L'affection, c'est la maladie elle-même, c'en est le fond essentiel. Quand on combat l'affection, on traite l'être vivant modifié, ayant réalisé sa maladie, laquelle est actuellement émancipée de sa cause.

La médecine des indications n'est donc pas la médecine des symptômes; ce n'est même pas la médecine des symptômes et des causes. Il y a en plus, dans la première, la considération de l'être vivant malade, de l'affection. Ici se rattache l'erreur de ceux qui voient dans la maladie une sorte d'être à part, surajouté à l'organisme, luttant contre lui et l'emportant quelquefois. La thérapeutique n'est pas un duel contre cet être de raison.

———

C'est là encore l'erreur de ceux à qui les découvertes de Pasteur ont fait croire que dorénavant tout reviendrait, en thérapeutique, à tuer le parasite. Admettons tout le rôle pathogénique du microbe : l'élément étiologique existe et peut faire indication. Mais, une fois la fièvre typhoïde ou la tuberculose réalisées, alors même que le parasite a été cause, l'affection existe constituée et fait indication à part. L'organisme malade est une source distincte d'indications.

L'affection est si bien distincte de la cause qu'elle peut encore faire indication dans certaines maladies qu'elle n'a pas causées. Ainsi, dans un traumatisme, la cause est connue, extérieure. Mais si le sujet est déjà porteur d'une affection, celle-ci est un élément dont il faut tenir grand compte ; les travaux de Verneuil ont fait accepter cela partout.

Cette indication anti-affectionnelle existe si réellement et correspond à des médicaments si précis, que dans certains cas douteux elle sert au diagnostic. C'est, en effet, à tort que Gubler a dit que le succès des médications démontre la nature anatomique ou organique des maladies. C'est la nature nosologique, la vraie, que certaines médications décèlent, quand elles sont spécifiques.

Du reste, cette doctrine, à laquelle je tiens beaucoup, et à laquelle la vie professionnelle vous attachera certainement de plus en plus, se répand aujourd'hui de divers côtés, du moins par ses détails: un petit nombre l'admet dans sa généralité vraie. Ainsi, on l'admet bien pour les maladies de la peau, on l'admet pour les maladies du cœur, pour les maladies chirurgicales; mais on y voit si peu une simple application d'une doctrine générale que les travaux de Verneuil ont paru une révélation et que, sans voir la contradiction, on l'admet pour la chorée sans la proclamer pour l'hystérie.

Vous, vous devez admettre la théorie complète et poser le grand principe que dans toute maladie l'analyse clinique doit faire connaître l'état morbide fondamental qui constitue un élément, source dans certains cas d'indications importantes.

B. *Éléments actes morbides.* — De l'existence et de l'importance des éléments affectionnels, il ne faudrait pas conclure à l'absence d'autres éléments. Les actes morbides peuvent aussi être source d'indication. Même dans les cas où nous possédons de puissants moyens de combattre l'affection, il est souvent utile d'aider le traitement par des médicaments dirigés contre certains actes morbides trop prédominants. Ceci deviendra bien plus nécessaire quand (comme cela arrive trop souvent) nous n'avons que des moyens précaires contre l'état morbide lui-même.

C'est ainsi que l'inflammation, l'hémorrhagie, l'hydropisie, la fièvre, l'état des forces, sont, dans beaucoup de cas, des éléments importants, sources capitales d'indications. — Les exemples mêmes que nous venons de citer montrent les deux catégories dans lesquelles nous pouvons diviser les actes morbides pour les mieux étudier : *dynamiques* ou *fonctionnels* et *anatomiques*.

a. *Actes morbides dynamiques*. — Nous appelons ainsi les actes morbides dont la lésion anatomique n'est pas connue ou qui, en tout cas, font indication par eux-mêmes en dehors de la lésion variable qui les produit : ils sont, en un mot, caractérisés uniquement par le trouble fonctionnel qui les manifeste. Ces actes morbides dynamiques peuvent coexister dans la maladie avec les actes morbides anatomiques : c'est ainsi que la douleur névralgique et l'inflammation peuvent se trouver dans l'affection rhumatismale. Ils peuvent aussi exister seuls et constituer à eux seuls toute la maladie : c'est le cas des névroses.

Ces actes morbides dynamiques sont, du reste, plus ou moins simples ou compliqués, et correspondent par suite, suivant les cas, à ce que l'on appelle des symptômes ou des syndromes. — Ici se placerait la question de savoir si un symptôme ou, d'une manière plus générale, un acte morbide fonctionnel doit être toujours combattu.

Certains l'affirment. Vous verrez des médecins déclarer que la fièvre est toujours mauvaise, qu'elle entraîne la dégénérescence des tissus et, par suite, indique constamment *ipso facto* la médication antipyrétique. Je ne suis pas de cet avis. — Dans certains cas, la fièvre est utile (fièvres éruptives, par exemple) ; dans d'autres, si elle ne dépasse pas certaines limites, elle ne fait pas indication.

Donc, sans imiter Fages, qui dédia sa thèse à la Fièvre, qui lui avait sauvé son père, nous dirons que les symptômes, les actes morbides fonctionnels, sont aussi quelquefois critiques ou utiles: ils doivent alors être respectés, sont quelquefois indifférents et ne font pas dans ces cas indication;

d'autres fois, au contraire, ils ont une importance suffisante pour faire indication, souvent de premier ordre. — C'est ainsi que la toux, souvent utile pour l'expectoration, doit être alors respectée ou même facilitée; d'autres fois, elle se présente à un degré qui permet de ne la combattre qu'indirectement avec sa cause; d'autres fois enfin, elle exige un traitement spécial, parce qu'elle a trop d'importance dans le tableau symptomatique.

Je ne puis pas énumérer ici tous les éléments actes morbides. J'en mentionnerai seulement quelques-uns comme exemples.

En tête, nommons l'état des forces, qui a une très grande importance. J'ai étudié ailleurs[1] ce syndrome de premier ordre, qui est susceptible de quatre grandes modifications : l'exaltation, avec deux types principaux, l'éréthisme circulatoire et l'éréthisme nerveux, indiquant dans le premier cas la médication antiphlogistique et controstimulante, dans le second la médication antispasmodique et sédative (stupéfiants, diffusibles et fixes) — la diminution, indiquant la médication stimu-

[1] Voir mon article FORCE (pathol.) du *Dictionn. encyclop. des Sciences medicales*.

lante et tonique (les médications antiphlogistique, antispasmodique et stimulante différant respectivement des médications controstimulante, sédative et tonique, en ce qu'elles ont une action plus rapide, plus superficielle et de moins longue durée) — l'oppression (augmentation du système entier des forces avec diminution des forces agissantes) présentant des indications initiales qui varient suivant la complication qui opprime les forces et des indications ultérieures qui reproduisent celles de l'augmentation des forces — la perversion, qui, dans sa forme, peut, suivant les cas, représenter l'exaltation ou la diminution des forces, mais dont le fond est presque toujours constitué par de l'adynamie.

La fièvre est encore un type de ces éléments actes morbides fonctionnels. De même, dans l'appareil respiratoire : la toux, la dyspnée, l'asthme ; dans l'appareil circulatoire : les palpitations ; dans le système nerveux : le spasme, la douleur, la paralysie, l'anesthésie, etc. Voilà les éléments simples. De plus, ces éléments se combinent et en forment de plus complexes. Les névroses ne sont que des éléments actes morbides complexes ; il ne faut pas y voir des maladies vraies et complètes ;

il faut toujours chercher l'état morbide derrière elles.

b. *Actes morbides anatomiques.* — Quoique pour nous la lésion ne soit pas tout dans la maladie, nous ne voulons pas non plus qu'elle n'y soit rien. Elle constitue, elle aussi, une source d'indications dans beaucoup de cas. Même dans les maladies où l'affection est la plus nette (impaludisme, tuberculose), il faut souvent traiter la lésion en même temps que l'état morbide, de même qu'il faut quelquefois traiter l'inflammation traumatique même après l'ablation du corps étranger.

En tête des actes morbides anatomiques, sources d'indications, est la fluxion, que j'ai étudiée ailleurs[1] et qui est ordinairement trop négligée. C'est cet état vital particulier, en vertu duquel l'équilibre normal des liquides est rompu dans l'économie au profit de tel ou tel organe ou groupe d'organes. Toute médication antifluxionnaire (révulsive et dérivative) est basée là-dessus, répond à cette indication. De plus, en dehors des fluxions locales sur un organe, il y a certains mouvements fluxion-

[1] Voir mon article FLUXION du *Dictionn. encyclop. des Sciences médicales.*

naires plus généraux s'effectuant vers la périphérie dans son ensemble ou vers le centre, et qui font aussi indication quelquefois : tous les expansifs, les stimulants diffusibles, répondent au mouvement de concentration (frisson); les astringents cutanés, les purgatifs, répondent au mouvement d'expansion (éruptions à la peau).

Après la fluxion, vous trouvez tous ses aboutissants comme éléments anatomiques : la congestion, l'inflammation, l'hémorrhagie, le flux, l'hydropisie, etc. Joignez-y la gangrène : vous avez ainsi tous les processus morbides communs, qui sont des éléments à considérer dans certains cas. Il y a en plus les lésions spéciales ou spécifiques, contre lesquelles la thérapeutique est le plus souvent bien désarmée, mais qui constituent toujours des éléments indiquant, par exemple, la cautérisation pour substituer ou la chirurgie pour enlever.

Je n'ai pas à parler ici des actes morbides anatomiques locaux dans chaque grand appareil, comme l'état saburral pour le tube digestif, l'albuminurie pour l'appareil urinaire, les dyscrasies diverses pour le sang, etc.

Voilà toutes les sources d'indication que le tableau suivant résume, en donnant une idée de tout ce que doit chercher et peut découvrir une analyse clinique bien faite.

ANALYSE CLINIQUE ; ÉLÉMENTS.

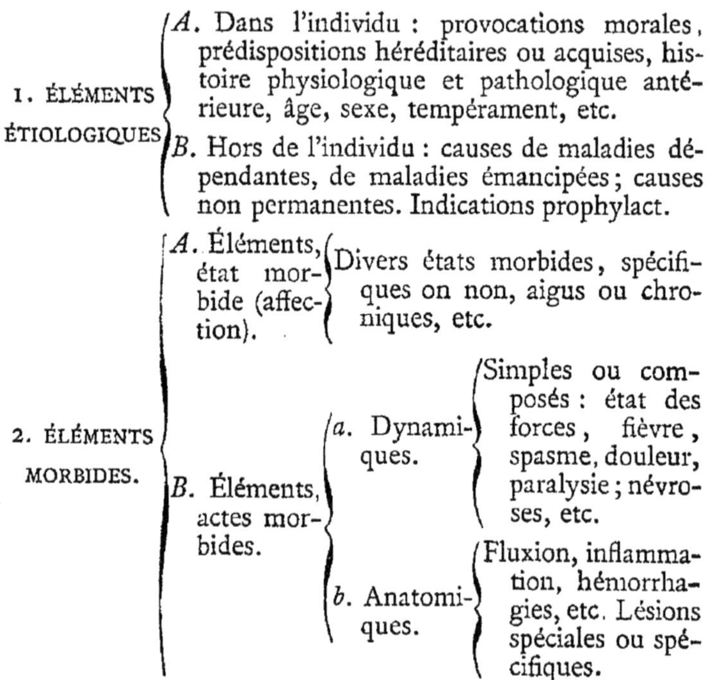

1. ÉLÉMENTS ÉTIOLOGIQUES	*A*. Dans l'individu : provocations morales, prédispositions héréditaires ou acquises, histoire physiologique et pathologique antérieure, âge, sexe, tempérament, etc.		
	B. Hors de l'individu : causes de maladies dépendantes, de maladies émancipées ; causes non permanentes. Indications prophylact.		
2. ÉLÉMENTS MORBIDES.	*A*. Éléments, état morbide (affection).	Divers états morbides, spécifiques on non, aigus ou chroniques, etc.	
	B. Éléments, actes morbides.	*a*. Dynamiques.	Simples ou composés : état des forces, fièvre, spasme, douleur, paralysie ; névroses, etc.
		b. Anatomiques.	Fluxion, inflammation, hémorrhagies, etc. Lésions spéciales ou spécifiques.

On voit que, comme nous l'avions annoncé au début, le problème est complexe et difficile.

De plus, quand l'analyse a précisé les éléments dans un cas particulier, il faut encore les hiérarchiser. Nous arrivons ainsi aux indications majeures et accessoires : la distinction est facile quelquefois, difficile ailleurs. Un classement plus important encore est l'ordre chronologique dans lequel il faut remplir toutes les indications posées ; cet ordre n'est pas toujours celui d'importance : ainsi, le vomitif dans la fièvre intermittente paraîtra moins important que la quinine, il doit cependant souvent la précéder ; ce n'est pas que l'indication gastrique soit plus importante, mais elle est plus urgente.

Je n'insisterai pas sur les autres caractères des indications, et je passe aux contre-indications.

Il ne faut pas confondre la contre-indication avec l'absence d'indication, qui se présente quelquefois, au début des maladies notamment. La contre-indication est une circonstance quelconque s'opposant à ce qu'on emploie un moyen réclamé par une indication. Il faut donc pour une contre-indication une indication reconnue et même une indication qui pourrait sans cela être remplie. L'absence de remède connu pour remplir une indication (contre le cancer, par exemple) ne doit pas être confondue avec une contre-indication.

En somme, la contre-indication est une indication qui en contredit une autre. C'est, dit Jaumes, un obstacle qu'il faut vaincre ou tourner.

Cela étant, la contre-indication ne diffère pas par essence de l'indication et provient par suite des mêmes sources. C'est par l'appréciation des éléments (soit dans le sujet, soit hors du sujet, dans la maladie ou hors d'elle) que le jugement indiquera ou contre-indiquera telle ou telle médication. Il nous paraît suffire de mentionner cela sans entrer dans une étude détaillée spéciale.

Pour faire mieux comprendre la méthode exposée dans tout ce travail et en faire saisir l'importance pratique, il nous reste à la mettre en œuvre sur des exemples. J'en choisirai trois : la fièvre typhoïde (maladie aiguë), la tuberculose (maladie chronique à lésions connues) et l'hystérie (névrose).

1° Pour moi, il n'y a pas de traitement de la *fièvre typhoïde* : il y a des traitements variés s'appliquant aux divers typhoïsants suivant les résultats de l'analyse clinique dans chaque cas donné.

L'élément affection fait indication ; seulement, c'est une indication fort difficile à remplir. Les parasiticides et la méthode de Brand ont la prétention de répondre à cette indication. Je ne crois pas à leur efficacité à ce point de vue. S'ils agissent, ils agissent comme antithermiques et, par suite, ne doivent pas figurer ici.

Les éléments actes morbides sont les principaux : suivant la prédominance de telle ou telle forme, le traitement variera ; les purgatifs sont nécessaires pour le ventre et, dans une certaine limite, pour la tête, l'alimentation précoce et suffisante (bouillons, jus de viande et lait) s'adressant à l'état des forces, les bains tièdes, les lotions froides, le sulfate de quinine et les autres médicaments de cet ordre s'adressant à l'hyperthermie, les bains froids et les affusions froides s'adressant aux phénomènes nerveux, etc.

C'est l'analyse qui, dans chaque cas et à chaque période de la maladie, fera déterminer l'élément prédominant faisant indication. Ce n'est pas là une médecine d'expectation, comme on l'a dit. C'est une médication très active, très difficile à mener, mais très profitable en définitive. L'analyse des mêmes éléments produira les contre-indications : les phénomènes thoraciques pour les bains froids, etc.

Enfin, divers éléments étiologiques interviendront encore, sinon dans les indications proprement dites, du moins dans la manière de les remplir : le choix du médicament, la dose, le mode d'administration, etc., seront influencés par l'âge, le sexe, le tempérament, etc., en même temps que les éléments étiologiques extérieurs au sujet (causes, épidémie, matières fécales) inspireront la conduite hygiénique à instituer pour préserver le malade et son entourage.

2° Le traitement de la *tuberculose* serait nul sans l'analyse clinique ; il devient puissant avec elle. Les éléments étiologiques interviennent comme ci-dessus. L'élément affection est faiblement combattu par les arsenicaux, les sulfureux, les iodés, ou par la créosote pour les partisans du parasitisme.

Mais ce sont surtout les éléments actes morbides (anatomiques et fonctionnels) qui s'imposent. La considération de la lésion locale (période, marche, etc.) et de l'état des forces sont des sources d'indications capitales. Dans la même catégorie rentre la considération de la toux, de l'expectoration, de l'état des voies digestives, des sécrétions, du sommeil, etc.

3° Je termine enfin par l'*hystérie*, pour laquelle

l'absence de doctrine générale empêche souvent d'instituer une thérapeutique rationnelle. Il faut se garder de mettre sur le même pied tous les médicaments utiles dans l'hystérie, il faut les classer suivant les éléments et les indications.

D'abord, on prendra en considération les actes morbides fonctionnels : traitement de l'attaque, des paralysies ou des contractures, des manifestations extérieures ; c'est là que sont utiles les antispasmodiques, l'aimant, les métaux, etc. — Puis on envisage les actes morbides plus profonds, je n'ose pas dire anatomiques, parce que la lésion est inconnue, mais enfin l'état du système nerveux qui tient toutes ces manifestations sous sa dépendance : à cet ordre d'indications s'adressent les bromures, l'électrothérapie et surtout l'hydrothérapie. — Enfin (et c'est un troisième point trop souvent oublié), il y a l'élément affection derrière cette névrose (rhumatisme, tuberculose, etc.), qui entraîne ses indications, soit pour neutraliser directement le fond diathésique, soit pour détourner le sens et la nature de ces manifestations[1].

[1] Voir mon dernier travail sur les *Rapports de l'Hystérie avec les Diathèses scrofuleuse et tuberculeuse*, in *Montpellier médical*, mars-août 1884.

Vous développerez et multiplierez facilement ces exemples. Je suis convaincu que, plus vous verrez de malades et surtout plus vous vous trouverez personnellement aux prises avec les difficultés de la thérapeutique appliquée, plus vous comprendrez l'importance de *l'analyse clinique qui fait poser les indications, l'indication suggérant la méthode thérapeutique et la méthode suggérant l'agent.*

TABLE DES MATIÈRES.

www.ingramcontent.com/pod-product-compliance
Ingram Content Group UK Ltd.
Pitfield, Milton Keynes, MK11 3LW, UK
UKHW020123200726
13856UKWH00002B/697

9 782011 77644